CONTRIBUTION A L'ÉTUDE

DES ENCÉPHALOPATHIES

D'ORIGINE CARDIAQUE

PAR

Saint-Germain LIMBO,
Docteur en médecine de la Faculté de Paris,
Ancien externe des hôpitaux de Paris.

PARIS
V. ADRIEN DELAHAYE ET C^o, LIBRAIRES-ÉDITEURS.
PLACE DE L'ÉCOLE DE MÉDECINE
1878

CONTRIBUTION A L'ÉTUDE

DES ENCÉPHALOPATHIES

D'ORIGINE CARDIAQUE

PAR

Saint-Germain LIMBO,

Docteur en médecine de la Faculté de Paris,
Ancien externe des hôpitaux de Paris.

PARIS

V. ADRIEN DELAHAYE ET Cᵒ, LIBRAIRES-ÉDITEURS.

PLACE DE L'ÉCOLE DE MÉDECINE

1878

CONTRIBUTION A L'ÉTUDE

DES ENCÉPHALOPATHIES

D'ORIGINE CARDIAQUE

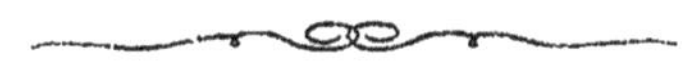

INTRODUCTION.

L'étude des affections organiques du cœur, dans leurs manifestations cérébrales, est une question complexe et délicate. C'est avec beaucoup d'hésitation que nous entreprenons un pareil sujet, connaissant toutes les difficultés qui s'y rattachent.

Dans le but d'éviter un travail trop long et dans la crainte de nous rendre moins clair en voulant trop embrasser, nous n'avons point entrepris de passer en revue toutes les maladies du cœur et de montrer leur influence sur le cerveau. Nous avons limité notre sujet à l'étude des lésions valvulaires et parmi celles-ci nous avons surtout porté notre attention sur les affections aortiques et mitrales dont nous avons exposé les complications encéphaliques.

La question de l'embolie et du ramollissement cérébral d'origine cardiaque ayant déjà inspiré des travaux d'une grande valeur, nous ne saurions rien dire sur ce point qui n'ait été traité d'une façon complète et magistrale. C'est pourquoi nous avons cru devoir négligercette partie, pour étudier plus spécialement d'autres troubles cérébraux liés aux affections cardiaques et qui, pour n'être pas aussi violents, n'en sont pas moins importants, car ils peuvent quelquefois dominer la scène et engendrer par eux-mêmes des accidents funestes.

La première partie de ce travail est consacrée à *l'historique* de la question.

Dans la deuxième partie, nous présentons quelques considérations sur la *circulation de l'encéphale.*

Nous avons esquissé dans la troisième partie la *pathogénie* des divers troubles cérébraux d'origine cardiaque, dont nous analysons les *symptômes* dans la quatrième partie.

Nous avons jugé utile d'attirer aussi l'attention sur les *troubles visuels* et les *altérations de la rétine* dans les affections du cœur; nous avons consacré à cette étude le deuxième paragraphe de notre quatrième partie.

Les différents modes de *traitement* de ces diverses complications font l'objet de la dernière partie de notre travail.

Enfin, nous avons présenté quelques *observations* personnelles auxquelles nous avons joint celles que différents auteurs ont rapportées sur cette question.

Si nous ne sommes point à la hauteur de notre tâche, nous prions instamment nos juges de tenir compte de nos efforts en nous accordant toute leur bienveillance.

Qu'il nous soit permis d'adresser ici nos remercîments à MM. Charcot, Ollivier, Legrand du Saulle, Gombault, Landrieux et Wecker, pour les renseignements et les indications qu'ils ont bien voulu nous fournir concernant ce travail.

PREMIÈRE PARTIE

HISTORIQUE

§ Ier.

L'observation clinique avait depuis longtemps révélé les rapports intimes qui relient, d'une façon plus ou moins directe, les maladies du cœur à l'apparition et au développement de certains désordres cérébraux. Cependant, quoique ce fait fut parfaitement connu de tous les auteurs, c'est à peine si nous avons pu trouver dans les traités cliniques quelques phrases décrivant succinctement l'évolution de ces phénomènes.

C'est ainsi que, malgré nos recherches minutieuses, nous n'avons pu trouver, dans le traité didactique de M. le professeur Bouillaud (1), aucune relation des encéphalopathies cardiaques.

M. Littré (2) parle, il est vrai, des accidents cérébraux qui accompagnent les lésions valvulaires ; mais il insiste uniquement, à ce sujet, sur les affections du cœur droit.

Dans les maladies du cœur droit, dit cet auteur, il y a reflux dans les veines caves et des pulsations dans les veines du cou. La distension des veines se propageant plus loin, il survient de l'embarras dans la tête, de la céphalalgie, des vertiges et une sensation de battements dans la

(1) Bouillaud. Traité clinique des maladies du cœur. Paris, 1841.
(2) Littré. Diction. de méd. en 30 vol. art. *cœur*. Paris, 1834.

tête. Comme ce symptôme augmente dans la position couchée, il occasionne l'insomnie. C'est sans doute ce trouble dans la circulation cérébrale qui donne lieu, dans les affections du cœur droit, aux convulsions fréquentes, surtout dans le jeune âge. De la même cause naissent le sentiment de fourmillements, l'engourdissement dans les membres.

Stokes (1), dans son traité des maladies du cœur, s'appuyant sur les observations de Law, prétend que le ramollissement cérébral peut résulter d'une affection du cœur, par suite de la diminution, dans le cerveau, de l'afflux sanguin.

En 1872, M. Fabre attira l'attention des médecins sur les accidents nerveux de l'insuffisance aortique, mais il n'entreprit point l'étude détaillée des phénomènes cérébraux que détermine cette affection. Le même auteur (2), en 1876, publia un article sur l'anémie qui accompagne les affections cardiaques. Dans ce travail l'auteur fait une distinction entre l'anémie par oligaimie et l'anémie par anoxémie qui, toutes deux, peuvent exister à des degrés divers et entraîner l'atrophie des viscères. Chez un malade observé par M. Fabre et présentant une légère insuffisance aortique jointe à un léger rétrécissement, avec hypertrophie du cœur, sans altération graisseuse, on constata à l'autopsie « que le cerveau, le foie, les reins présentaient une congestion récente et surtout une remarquable atrophie qui frappa les assistants et parut étonner plusieurs d'entre eux. »

Plus tard encore, M. Fabre publia une étude sur les spi-

(1) Stokes. Traité des maladies du cœur et de l'aorte. Traduction du Dr Senac, 1844, p. 365-66.

(2) A. Fabre. Accidents nerveux dans l'insuffisance aortique. Gaz. des hôp. 1872, p. 417. De l'anémie dans les maladies du cœur. Gaz des hôpit. 1876, p. 1107. Des phénomènes spinaux dans les aff. card. Déc. 1876.

nopathies d'origine cardiaque. Dans cette étude on trouve une énumération de symptômes, tels que l'engourdissement dans les membres, les douleurs, le lombago, les crampes et les contractures, que l'auteur rapporte à la stase veineuse dont le rachis subit l'influence, en raison de sa richesse veineuse.

Nous mentionnerons aussi les travaux récents de MM. Maurice Raynaud, Potain et Rendu, Peter, qui traitent en quelques mots des manifestations cérébrales des affections cardiaques. Dans le cours de ce travail, nous aurons maintes fois l'occasion de faire connaître l'opinion de ces auteurs et de rapporter leurs observations.

Plus récemment encore, M. Lucien Hirtz (1) publia un travail dans lequel se trouvent consignées des observations intéressantes, mais où cependant le classement méthodique des phénomènes morbides ne nous semble pas absolument d'accord avec l'observation des faits.

§ II.

Les relations des maladies du cœur avec certaines variétés de perturbations mentales ont été mieux étudiées et plus exactement décrites.

Nasse (2), un des premiers, fixa l'attention des médecins sur les altérations organiques du cœur dans l'aliénation mentale. Il a réuni toutes les notions émises, à cet égard, dans les temps anciens et modernes, et ce qu'il a dit sur ce sujet porte le sceau d'un savoir peu commun.

(1) L. Hirtz. De quelques manifestations cérébrales dans les affections cardiaques. Thèse de Paris, 1877.

(2) Nasse. Archiv. fur medicin. Erfah. une Zeitsch, 1818.

Depuis longtemps on avait trouvé des vices organiques du cœur dans le corps des individus qui succombaient à l'aliénation mentale ; mais tout avait été décrit vaguement. On se bornait à des notions éparses. *Sennertus* (1) parle des vices organiques du cœur dans la folie. *Lieutaud* (2), *Sœmmering*, *Cruiskank*, *Severinus*, *Wepfer*, *Greding* et d'autres ont parlé d'altérations du cœur dans la folie. « Quelques observateurs, dit *Guislain* (3), ont mieux joint le raisonnement à l'expérience, sans qu'on puisse cependant affirmer que des arguments décisifs aient été rapportés sur ce sujet. On a trouvé dans quelques cadavres d'aliénés de mauvaises configurations ou des vices organiques du cœur, mais tout ce qu'on rapporte à ce sujet se borne presque toujours à la seule description de ces affections, le reste n'est que conjecture. »

Les maladies du cœur sont-elles, dans l'aliénation mentale, causes ou effets ; ou bien ne sont-elles qu'accidentelles au trouble intellectuel ? Tous les auteurs qui ont décrit les altérations de cet organe paraissent avoir passé légèrement sur cet important article. *Bonet* (4), par exemple, nous parle de sécheresse du cœur dans l'aliénation mentale ; *Frank* cite le cas d'un cœur dilaté et enflammé, rencontré dans le cadavre d'un criminel. Mais ces auteurs ne tirent aucune conclusion.

L'existence de ces maladies ne prouve rien pour l'aliénation ou pour l'influence du cœur sur les fonctions intellectuelles.

(1) Lennertu, lib, II. mat. p. 6, sect. 2, 6, 4.

(2) Lieutaud. His. anat., vol. II. n°s 448, 456, 494, 507, 619, 624, 705.

(3) Guislain, Traité sur l'aliénation mentale et sur les hospices d'aliénés. Amsterdam, 1826, in-8, 2 vol.

(4) Bonet. Sepulchr., 1700. Lyon., lib. I., sect. IX. De melancholia et sepulch. obs.

Amatus le Portugais (1) rapporte l'autopsie cadavérique faite sur un individu qui avait été remarquable de son vivant par une propension au vol et aux querelles et chez qui on a trouvé le cœur couvert d'excroissances papillaires. *Scultetus* et *Bonet* (2) ont vu des cas semblables. Dans le cadavre d'un bandit, ce dernier a trouvé différentes incrustations pierreuses au cœur : cet homme avait été sujet à de fortes palpitations.

Larrey a trouvé la position inverse de tous les organes thoraciques sur un homme condamné aux galères : *Thyssen d'Amsterdam*, *Duvernay*, *Osiander* (3) parlent des altérations du cœur chez des individus qui se sont suicidés. « Un élève de pharmacie dont parle *Corvisart* (4), depuis plusieurs années sujet à de profondes inquiétudes, s'empoisonna par l'opium ; on trouva à l'ouverture du corps un vice organique du cœur. » Suivant cet auteur, le symptôme caractéristique de la troisième période de l'anévrysme du cœur est remarquable par un désir que le malade éprouve de voir finir son existence. *Meckel* (5), *Testa* (6) et d'autres ont également eu occasion de rencontrer les vices organiques du cœur dans le suicide.

Suivant *Nasse* (7), l'aliénation mentale est parfois le résultat d'une « inflammation du cœur ». Il s'appuie sur le témoignage de Salius Diversus, de Davis, de Kreisig et de Testa. Il assure que le trouble intellectuel est ici la suite de l'affection du cœur « parce que, dit-il, les ouvertures du corps ont

(1) Amatus le Portugais, Curat. médic, VI, curat. 65.
(2) Bulletin de la Faculté de médecine, 1816.
(3) Osiander. Traité du suicide.
(4) Corvisart. Essai sur les maladies du cœur, 1811.
(5) Mémoire de l'Acad. de Berlin, 1775, p. 76.
(6) Della malat. de cuore, vol. II, p. 176.
(7) Nasse. Loc cit.

prouvé que le cerveau n'a pas offert la moindre trace d'inflammation ou de vice organique. » Le même auteur a connu un jeune homme qui, six ans de suite, montra les indices les plus marqués d'une maladie du cœur : au bout de ce temps une mélancolie se déclare, le malade est d'une inquiétude extrême, se croit empoisonné et reste dans cet état plus de trois ans.

Nasse a réuni avec un soin extrême toutes les observations relatives à la modification du moral dans les maladies du cœur. « D'après la remarque de différents auteurs, dit-il, les maladies du cœur seraient susceptibles d'imprimer au moral des altérations d'un caractère distinctif et plus ou moins invariable. On a cru observer que le désir de la vengeance, la propension au crime, au suicide, au vol, à verser le sang, et les violentes passions sont particulièrement propres aux maladies de cet organe. »

Pour établir cette influence du cœur sur le cerveau, l'auteur rapporte une observation de Cox : il s'agit d'un homme qui, avec un pouls de 40 pulsations était à moitié mort, à 50 mélancolique, à 70 parfaitement raisonnable et à 80 maniaque. Nasse a observé lui-même que les enfants atteints de la maladie bleue sont remarquables par des accès d'emportements et de colère.

Romberg de Berlin (1) a trouvé de l'atrophie du ventricule aortique dans le cadavre d'hommes ayant succombé à la folie. Le même auteur raconte avoir donné des soins à une femme qui éprouvait une forte douleur dans la région du cœur, laquelle s'étendait jusque dans l'épaule du côté gauche; cette douleur revenait par paroxysmes et la malade avait, lors de l'exacerbation de ses souffrances, un penchant irrésistible au meurtre : tantôt elle désirait vivement immo-

(1) Romberg de Berlin. Zeitsch von Nasse, 1822.

ler ses plus chers amis, tantôt elle dirigeait ses funestes desseins sur son propre individu.

Plusieurs auteurs, ainsi que le rapporte Guislain (1), ont prétendu que parfois on trouve dans l'aliénation mentale des symptômes qui appartiennent aux maladies du cœur; que la tristesse et l'abattement si familiers à la folie sont particulièrement propres à ces maladies; qu'il n'est pas rare de rencontrer dans la folie, comme dans les maladies du cœur, des syncopes, des morts apparentes, une pâleur subite, des frissons alternant avec des bouffées de chaleur, et que les aliénés rapportent parfois à la région du cœur un sentiment de malaise qui leur est difficile à décrire. « Mais, ajoute Guislain, si le malade éprouve un sentiment désagréable au cœur, il ne donne pas la certitude que ce qu'il ressent dépende en réalité de cet organe. Cette souffrance n'appartient-elle pas plutôt à une altération du nerf grand sympathique abdominal et notamment du plexus solaire. »

Les mémoires intéressants de *Burrows* et de *Saucerotte*, parlent des relations de la folie avec les maladies du cœur. Ce dernier surtout a publié sur cette question une assez longue étude dans les Annales médico-psychologiques de l'année 1844. « C'est une chose fort remarquable, dit Saucerotte, que l'accord de toutes les langues parlées sur le globe pour désigner le cœur comme le siége de la sensibilité morale et des passions qui en résultent. Certes une telle unanimité doit donner à réfléchir. Il faut qu'il y ait au fond de cette erreur physiologique un fait d'observation qu'il s'agit seulement de dégager de l'induction erronée qu'on en a tirée ». L'auteur rapporte sept observations destinées à

(1) Guislain. Loc. cit.

(2) Saucerotte. De l'influence des maladies du cœur sur les facultés intellectuelles et morales de l'homme, in Annales médico-psycholog., 1844.

prouver le rapport de certains troubles de la pensée avec les affections du cœur. (A la fin de ce travail, nous reproduisons la plus importante de ces observations.)

Si maintenant nous consultons les diverses statistiques qui ont paru, depuis Esquirol, sur la fréquence des altérations cardiaques chez les aliénés, nous voyons que les observateurs sont arrivés à des résultats différents.

Esquirol (1) a trouvé des lésions du cœur 11 fois sur 68 dans la mélancolie. *Webster* en a trouvé chez 1/8 de ses mélancoliques, *Bayle* chez 1/6.

Calmeil (2) a noté sur 100 aliénés deux fois des traces d'inflammation du cœur, de la petitesse 20 fois, des marques d'hypertrophie 7 fois, de la dilatation 1 fois, de l'atrophie 1 fois.

Lawrence a observé la péricardite 6 fois et des altérations valvulaires 3 fois sur 72 autopsies.

A l'asile de Vienne, sur 602 autopsies, on a trouvé des affections du cœur dans environ 1/8 des cas.

Sur 75 autopsies pratiquées à l'asile de Colditz, *Voppel* aurait trouvé 12 cas d'affections du cœur (16 pour 100). Dans une autre série il dit avoir rencontré, dans les 3/5 des autopsies, des affections légères des valvules, et dans 1/35 des lésions considérables.

Thyermann, à l'asile de Colney-Hatch a trouvé sur 1/7 des aliénées (femmes) des lésions du cœur où des valvules.

Suivant *Morel* (3) on observerait chez les aliénés une sensibilité morale exagérée dans les cas d'hypertrophie du cœur. « L'insuffisance des orifices produit des anxiétés avec tendances au suicide. Chez les maniaques à type périodique

(1) Esquirol. Des maladies mentales, 1838.
(2) Calmeil. Art. *aliénés* du Dict. en 30 vol.
(3) Morel. Traité des maladies mentales, 1860.

les exacerbations coïncident parfois avec des palpitations de cœur plus vives.

Griesinger (1) considère les affections du cœur comme rares chez les aliénés.

Marcé, affirme (2) avoir observé une certaine fréquence des affections cardiaques et surtout de l'hypertrophie du ventricule gauche dans la paralysie générale progressive.

En 1873, M. *W. Burmann* (3), s'appuyant sur une longue statistique, signale la fréquence des lésions du cœur chez les aliénés ; néanmoins il hésite sur les relations de cause à effet et se contente de formuler ainsi les conclusions : « Il y a un rapport remarquable entre l'augmentation des maladies mentales, proportionnellement ä celle des affections cardiaques.

..... Dans ces cas l'on rencontre généralement de l'hypertrophie plus ou moins manifeste ou de la dilatation siégeant à droite seulement, ou des deux côtés. C'est la monomanie hypochondriaque qui s'est le plus souvent trouvée liée à l'affection cardiaque : les malades sont alors tristes, moroses ou anxieux. »

Plus récemment encore (1876), M. *Dufour*(4) a fait connaître le résultat des autopsies pratiquées sur 61 aliénés, à l'asile de Saint-Gemmes (Maine-et-Loire). Sur ces 61 aliénés on a trouvé 44 cas de lésions du cœur, soit 7 0/0. Les lésions de la valvule mitrale se sont montrées de beaucoup les plus fréquentes ; sept fois la mitrale était simplement épaissie et 23 fois athéromateuse. La mitrale n'a été seule lésée que dans deux cas, quatre fois elle l'était en compagnie des

(1) Griesinger. Traité des maladies mentales, 1845.

(2) Marcé. Traité pratique des maladies mentales, 1862.

(3) W. Burmann. Haert disease and insanity, in the west riding. Lunatic asylum médical reports, 1873, vol. III, p. 216.

(4) Gaz. des hôpitaux, 1876, p. 1161.

sigmoïdes aortiques, plus souvent (6 fois) s'accompagnait d'une altération du muscle. Enfin 14 fois le tissu cardiaque seul a été atteint; ces altérations consistaient en général, en dégénérescence graisseuse ou en hypertrophie simple. Les valvules sigmoïdes ont été trouvées atteintes 26 fois. Toutes ces lésions appartenaient au cœur gauche. Les cavités droites, sauf quelques cas de dilatation et un seul fait où la tricuspide était notablement épaissie, n'ont donné lieu à aucune observation digne d'intérêt. Elles participaient toutefois plus ou moins à l'augmentation du volume général qui a été rencontré 14 fois, tout en affectant plus particulièrement le côté gauche. Souvent le cœur s'est trouvé atteint de dégénérescence graisseuse.

DEUXIÈME PARTIE

QUELQUES CONSIDÉRATIONS ANATOMIQUES ET PHYSIOLOGIQUES SUR LA CIRCULATION DU CERVEAU.

§ I

Avant d'entrer dans l'étude des troubles cérébraux qu'engendrent les affections cardiaques, nous croyons utile de présenter un court aperçu sur la circulation de l'encéphale. Après avoir examiné comment les choses se passent à l'état normal, il nous sera plus aisé de comprendre et d'interpréter les phénomènes que l'on observe à l'état pathologique, lorsque la circulation cérébrale se trouve plus ou moins enrayée.

Les récents travaux de MM. Duret, Heubner et Conheim ont jeté une vive lumière sur toutes les questions pathologiques qui touchent à la vascularisation de l'encéphale ; nous avons donc cru devoir nous inspirer de ces recherches nouvelles pour étayer notre sujet et élucider quelques points importants dans la pathogénie des accidents qui font l'objet de ce travail.

Comme tous les organes importants, l'encéphale puise les éléments de sa nutrition à plusieurs sources. Il ne reçoit pas moins de quatre gros troncs artériels ; les deux carotides internes en avant, les deux vertébrales en arrière, lesquelles communiquent par leurs premières divisions à plein canal.

Le système carotidien et le système vertébral unis par deux anastomoses très-variables dans leur volume et leur disposition, les communicantes postérieures, forment à la base de l'encéphale un cercle vasculaire connu de tous les anatomistes sous le nom d'hexagone, ou mieux de polygone de Willis.

Les angles de ce polygone répondent, l'antérieur aux artères cérébrales antérieures et communicante antérieure, le postérieur au tronc basilaire, les angles antéro-latéraux aux artères sylviennes ou cérébrales moyennes, les angles antéro-postérieurs aux artères cérébrales postérieures.

De ce polygone partent donc comme d'un centre des rayons divergents que constituent toutes les artères qui vont alimenter les hémisphères cérébraux.

Des deux premiers centimètres de ces divers troncs artériels naissent les artères nourricières des ganglions centraux (corps striés et couches optiques). Suivant la remarque du professeur Charcot, une ligne circulaire tracée à deux centimètres du polygone de Willis et l'entourant complètement, limite en dehors la région des artères ganglionnaires.

Les trois artères principales qui alimentent l'encéphale donnent donc naissance à deux systèmes très-différents de vaisseaux secondaires, savoir :

1° Le système des artères corticales qui sont les vaisseaux nourriciers de l'écorce grise et de la substance médullaire sous-jacente ;

2° Le système des artères ganglionnaires qui naissent à peu de distance du polygone de Willis et s'enfoncent immédiatement *sous forme d'artérioles* dans l'épaisseur des masses grises centrales.

Ces deux systèmes sont tout-à-fait indépendants l'un de

l'autre et ne communiquent sur aucun point à la périphérie de leur domaine (1).

En examinant tout d'abord le système des artères corticales et en suivant leur mode de ramifications dans la pie-mère, on reconnaît que chacune d'elles donne naissance à une série d'arborisations, qui partent, tant du tronc principal que des rameaux secondaires, et vont, sous forme de capillaires ou artères nourricières, s'enfoncer dans la pulpe cérébrale. De ces artères nourricières, les unes sont dites *longues*, les autres *courtes*.

Les *artères longues* ou médullaires sont au nombre de 12 ou 15 dans une coupe de circonvolutions; elles pénètrent dans le centre ovale sans communiquer entre elles autrement que par de fins capillaires. Au niveau de leur terminaison elles s'approchent de l'extrémité des vaisseaux du système ganglionnaire, mais il ne s'établit, comme nous l'avons dit, aucune communication entre les deux systèmes.

De cette disposition il résulte, ainsi que l'ont établi les travaux de M. Duret, qu'il y a sur les confins des deux systèmes une espèce de terrain neutre où la nutrition s'opère moins énergiquement. Ce terrain neutre est plus spécialement le siége de certains ramollissements lacunaires séniles centraux (2).

Les *artères courtes* ou corticales sont plus grêles et plus nombreuses que les précédentes ; les unes vont jusqu'à la limite externe de la couche médullaire, les autres cheminent dans l'épaisseur de la substance grise. Elles donnent naissance à des vaisseaux capillaires qui, conjointement à ceux qui émanent des artères longues,

(1) Charcot. Leçons sur les localisations cérébrales (1876).

(2) Duret. Archives de physiologie, 1873 et 1874.

forment les mailles d'un réseau qui alimente la couche grise (1).

Suivant M. Robin (2), la substance grise des hémisphères serait 6 à 10 fois plus vasculaire que la substance blanche. Les mailles polygonales formées par les capillaires de la couche grise circonscrivent les cellules nerveuses, sans nécessairement les toucher. Autour de ces capillaires on trouve un peu de tissu lamineux. Dans la substance blanche les capillaires formeraient des mailles 6 à 7 fois plus larges, c'est-à-dire 6 à 7 fois moins nombreuses que dans la substance grise.

La plupart des capillaires de la couche corticale sont entourées d'une gaîne lymphatique ; dans la substance blanche quelques capillaires offrent la même disposition. Tantôt la gaîne lymphatique enveloppe complétement le capillaire ; d'autres fois elle ne le circonscrit que dans la moitié, le tiers ou le quart de sa circonférence. Cette gaîne épaisse de 1 à 2 dixièmes de millimètre est formée d'une substance homogène et à peine striée en long. L'intervalle qui sépare la gaîne lymphatique du vaisseau sanguin est rempli par un liquide incolore renfermant soit des granulations moléculaires, soit de petits noyaux sphériques ou ovoïdes.

La gaîne lymphatique n'existe pas autour de tous les vaisseaux, mais on ignore encore quelles sont les causes auxquelles se rattache sa présence ou son absence.

Les trois grands territoires vasculaires qui se partagent l'écorce du cerveau et les départements en lesquels ils se divisent ne sont pas, rigoureusement parlant, des territoires isolés, autonomes. Mais ces communications sont-

(1) Charcot. Loc. cit.
(2) Robin. Loc. cit.

elles faciles, constantes ou au contraire, sont-elles des voies accidentelles indirectes, souvent impraticables? C'est là un problème sur la solution duquel nos auteurs ne sont pas d'accord (1).

Quant aux vaisseaux des masses grises centrales, qui naissent au voisinage de l'hexagone de Willis, ce ne sont plus des capillaires, mais des artérioles d'un millimètre et demi à un demi millimètre de diamètre. Elles sont indépendantes les unes des autres et reproduisent le type des vaisseaux décrits par Conheim sous le nom d'*artères terminales*. Ces artères pénètrent immédiatement dans l'encéphale et vont directement alimenter les masses grises centrales et la protubérance.

Ce mode d'origine et de distribution des artères du système ganglionnaire permet de comprendre la prédominance dans ces parties des ruptures artérielles d'ordre mécanique; l'absence d'anastomose, comme le dit M. Charcot, est encore une condition fâcheuse, car, en cas d'une pression exagérée dans un vaisseau, le dégagement est impossible, en raison de l'absence bien établie de collatérales.

Les artères du bulbe ont une distribution analogue, avec cette différence qu'elles naissent directement de la vertébrale. M. Duret les divise en trois classes :

1° Les latérales sont destinées principalement aux racines nerveuses ;

2° Les médianes vont se rendre au plancher du quatrième ventricule ;

3° Celles qui restent vont se rendre aux autres parties du bulbe (olive, corps restiforme, pyramides).

La circulation de l'œil est reliée à celle du cerveau par

(1) Charcot. Loc. cit.

l'intermédiaire de l'artère ophthalmique, branche volumineuse, qui naît de la carotide interne, au niveau de la courbure que celle-ci décrit sur l'apophyse clinoïde antérieure.

Dans la tunique moyenne des artères de l'encéphale, la seule du reste qui joue un rôle actif dans la circulation de cet organe, le tissu musculaire est plus abondant que le tissu élastique ; il forme en grande partie la paroi des vaisseaux capillaires. « De tous les vaisseaux que j'ai passés en revue, dit Gimbert (1), il n'en est pas qui ait une structure aussi simple que ceux du cerveau ; ici tout converge vers une seule propriété qui est la contractilité. »

Les veines de l'encéphale peuvent être divisées aussi en veines ganglionnaires et en veines corticales.

Les *veines ganglionnaires* font suite aux artères de même nom qui vont se distribuer aux masses grises centrales. Leur réunion constitue la veine choroïdienne et la veine du corps strié qui vont former les veines ventriculaires ou veines de Galien. Celles-ci après avoir cheminé horizontalement sous la toile choroïdienne viennent s'ouvrir, tantôt isolément, tantôt par un orifice commun, dans la partie antérieure du sinus droit, à son point de réunion avec le sinus supérieur.

Les *veines corticales* sont de deux ordres, savoir :

1° Les veines médullaires ;

2° Les veines de la substance grise.

D'après les recherches de M. Duret, les veines médullaires sont moins nombreuses que les artères de même nom. On en trouve 6 à 8 dans la coupe d'une circonvolution de volume moyen ; elles n'accompagnent pas les artères correspondantes. Généralement on en trouve une ou deux

(1) Gimbert. Mémoire sur la structure et la texture des artères.

qui remontent perpendiculairement par le dos de la circon volution.

Quatre ou six émergent par les faces latérales ; elles ont un diamètre triple de celui des artères correspondantes. Au niveau du confin de la substance grise et de la substance blanche, elles donnent trois ou quatre branches récurrentes dont les racines semblent puiser le sang artériel dans le réseau capillaire de transition ; ce sont surtout les racines récurrentes qui ramènent le sang des mailles capillaires de la couche grise.

On peut suivre les veines médullaires très-loin dans la profondeur du centre ovale ; de plus on peut considérer comme très-probable la communication de ces veines avec celles de Galien. Ce sont les veines médullaires qui donnent lieu au piqueté et aux gouttelettes sanguines qu'on observe sur la section du centre ovale dans certains états pathologiques. (Duret).

Les *veines corticales proprement dites* ou veines de la substance grise sont plus volumineuses et moins nombreuses que les artères correspondantes ; on en trouve rarement qui se terminent dans les premiers réseaux capillaires de la couche grise. Elles viennent se ramifier presque exclusivement dans le réseau capillaire de transition.

Les recherches qui ont été faites dans ces derniers temps n'ont nullement confirmé les anastomoses que certains auteurs (Ecker, Vulpian, Sappey) avaient signalées entre les veines et les artères, dans la pie-mère ou la pulpe cérébrale.

Les réseaux formés par les veines de l'encéphale sont plus volumineux, plus espacés et moins nombreux que ceux formés par les artères correspondantes. De cette disposition il résulte que le sang artériel tend à stagner dans a substance cérébrale et en particulier dans la couche grise, puisque c'est surtout par le réseau de transition que se fait le passage du sang qui, venant des capillaires de cette couche, se rend dans les veines.

Toutes les veines de l'encéphale et celles de l'appareil visuel viennent s'ouvrir dans les sinus situés dans l'épais-paisseur des principaux replis de la dure-mère.

La direction des veines de l'encéphale par rapport à celle des sinus mérite d'attirer notre attention. Nous ferons remarquer avec M. Sappey que toutes les veines qui aboutissent au sinus longitudinal supérieur se dirigent d'arrière en avant, tandis que le sinus lui-même se porte d'avant en arrière. Cette incidence est surtout marquée pour les veines de la face externe des hémisphères, qui se dirigent en sens inverse du sang qui parcourt le sinus. La direction est perpendiculaire pour les veines qui aboutissent aux sinus postérieurs et latéraux, parallèle pour celles qui se jettent dans les sinus inférieurs. Ces derniers ne sont en quelque sorte que le prolongement des veines qui s'ouvrent dans leur cavité. C'est ainsi, par exemple, que le sinus caverneux peut être considéré comme la continuation de la veine ophthalmique, laquelle rapporte le sang de l'appareil visuel et établit, par ses anastomoses avec la faciale, une large communication entre les systèmes veineux intra et extra-crâniens.

Il existe une veine importante qui met directement en communication le sinus longitudinal supérieur avec les sinus de la base du crâne. Cette veine très-bien décrite par M. Trolard, sous le nom de grande veine anastomotique cérébrale, naît en général du sinus pétreux supérieur vers sa partie moyenne, chemine dans l'épaisseur de la dure-

(1) Trolard. Rech. sur le système veineux de l'encéphale et du crâne, thèse, 1868, p. 10.

mère, en se portant vers le bord postérieur des petites ailes du sphénoïde, devient libre alors, entre dans la scissure de Sylvius, se dirige en dehors, puis en haut et en arrière, en s'anastomosant avec toutes les veines cérébrales qu'elle rencontre, et se termine dans le tiers postérieur du sinus longitudinal supérieur.

Tous les sinus de la dure-mère se dirigent de haut en bas et vont déverser leur contenu dans le golfe de la veine jugulaire, au niveau du trou déchiré postérieur. La veine jugulaire interne, qui descend de là, pour aller former avec la sous-clavière le tronc veineux brachio-céphalique, rapporte non-seulement le sang de l'intérieur du crâne, mais encore la plus grande partie de celui de la face et du cou.

Le tronc veineux brachio-céphalique se réunit à celui du côté opposé pour constituer la veine cave supérieure, laquelle se rend à l'oreillette droite.

Pour ce qui a rapport à la structure des veines qui ramènent vers le cœur le sang de l'encéphale, nous devons rappeler qu'elles sont toutes dépourvues de valvules, et que le sang y coule suivant les lois de la pesanteur. On observe cependant au niveau de l'embouchure des veines jugulaires internes deux belles valvules dont l'abaissement, tout en n'opposant pas une résistance très-sérieuse au reflux du sang veineux, dans certains cas pathologiques, constitue pourtant un réel obstacle ; aussi la pulsation reste-t-elle pendant un certain temps limitée aux gros troncs veineux intra-thoraciques avant de se traduire au cou par aucun phénomène appréciable. Tous ces canaux veineux ont une paroi incompressible et une cavité qui reste toujours béante, les uns (sinus de la dure-mère), à cause de la rigidité de leur tunique externe, les autres, grâce à des aponévroses qui s'opposent à leur complète dépression au moment de la dilatation de la poitrine. On voit donc que dans une forte inspiration le sang contenu dans les sinus sera soumis à l'action aspirante de la cavité pectorale. Cette aspiration du sang veineux de l'encéphale compense l'incidence défavorable des branches, relativement aux troncs ou canaux veineux.

Beaucoup d'auteurs parmi lesquels nous citerons Chutterbruck, Monro, Kellie, ont nié la possibilité d'une augmentation ou d'une diminution dans la quantité de sang que contient l'encéphale. Cette proposition, connue dans la science sous la désignation de théorème de Monro-Kellie, n'a plus aujourd'hui aucun fondement. Les recherches de Magendie, de Richet et plus récemment celles de M. Salathé (1) sur le liquide céphalo-rachidien contenu dans l'espace sous-arachnoïdien ont prouvé que les modifications dans la quantité du sang sont compensées par la modification en sens inverse du liquide céphalo-rachidien dont la mobilité maintient la réplétion encéphalique au degré normal, malgré les variations quantitatives du liquide sanguin. Le rapport entre la quantité du sang et celle du liquide sous-arachnoïdien varie à chaque contraction du cœur et à chaque mouvement respiratoire ; suivant M. Salathé, les oscillations dues à la systole cardiaque seraient ordinairement plus marquées que celles d'origine respiratoire. Néanmoins celles-ci peuvent dans certains actes tels que les cris, l'effort, la toux, devenir plus fortes, au point de dissimuler absolument l'influence cardiaque.

Ces oscillations, qui tiennent aux modifications de calibre des vaisseaux encéphaliques se produisent également dans le liquide des gaînes lymphatiques qui entourent certains capillaires de la substance grise. D'après Key et Ret-

(1) A. Salathé. Recherches sur les mouvements du cerveau et sur le mécanisme de la circulation des centres nerveux (1877).

zius, les gaînes lymphatiques aboutiraient non point dans les espaces épicérébraux et épispinaux de His, mais dans l'espace sous-arachnoïdien lui-même, aucune communication n'existant d'ailleurs entre cet espace et le système lymphatique proprement dit. Il en résulte donc que la quantité du liquide contenu dans la gaîne lymphatique augmenterait ou diminuerait suivant l'état de réplétion des capillaires.

Le cerveau échappe donc ainsi à la compression que produirait nécessairement l'augmentation du liquide sanguin.

§ II.

Mais, par quel mécanisme se fait la circulation cérébrale, si l'on considère le cœur comme la cause principale de l'im pulsion du liquide sanguin? C'est ici que la question devient vraiment digne d'intérêt.

N'ayant point à traiter de l'influence du système nerveux sur le cœur, nous n'entrerons point dans les discussions interminables qui ont rapport à l'innervation du muscle cardiaque et à celle des vaisseaux de la périphérie. Nous nous contenterons de rappeler que les mouvements du cœur sont sous la dépendance du système nerveux cérébro-spinal. La moelle (moelle épinière et bulbe) parait être le centre de ces mouvements. On sait que les altérations de la moelle, les commotions cérébro-spinales, en amenant la compression brusque des noyaux d'origine du pneumogastrique par le liquide céphalo-rachidien (Duret, commotion cérébrale), les actions réflexes, les émotions morales vives, peuvent ralentir ou accélérer les mouvements du muscle cardiaque. C'est qu'en effet la moelle et le bulbe donnent au cœur des nerfs dont les uns (rameaux du grand sympathique) ont pour effet d'accélérer ses battements, les autres (pneumogastriques) de les ralentir. Le pneumogastrique est donc un nerf *paralysant* du cœur (Weber et Budge). Dans l'innervation des vaisseaux on rencontre des faits tout semblables.

Le cœur est l'agent principal de l'impulsion du sang. Cette impulsion se fait par jets réguliers mais intermittents, comme les contractions cardiaques. Les artères changent ce jet intermittent en jet continu. Celles des centres nerveux agissent comme celles du reste de l'économie, avec cette différence toutefois que leur fonctionnement régulier est absolument nécessaire à l'influx cardiaque par la juste répartition du sang dans la moelle allongée.

Comme le dit M. Peter, le cœur physique est doublé d'un cœur moral, car l'organe qui préside à la circulation est aussi l'aboutissant de toutes les émotions.

Les petites artérioles sont, par excellence, les parties vraiment intelligentes du système artériel : munies d'une tunique contractile elles sont autonomes, se dilatent et se rétrécissent suivant les besoins de l'organe où elles se distribuent, et sont véritablement, dans leur fonctionnement régulier, d'équitables agents de répartition. Or, on comprend que si la dégénérescence a envahi la tunique moyenne des petits vaisseaux, celle-ci n'obéit plus à l'innervation vaso-motrice : en vain l'incitation nerveuse est-elle envoyée par le sympathique, les mouvements sagaces, actifs, fonctionnels de l'artériole ne s'accomplissent plus ou s'accomplissent mal, d'où les troubles graves de la nutrition comme des sécrétions chez les vieillards, les ivrognes, les diathésiques, les goutteux surtout. (Peter).

La régularité de la circulation sanguine est d'une importance capitale pour la nutrition et le fonctionnement régulier des différentes parties du cerveau. Ce n'est pas qu'une circulation régulière soit indifférente aux autres organes ; mais tandis que dans la plupart d'entre eux toutes les parties fonctionnant d'une façon identique peuvent se suppléer mutuellement, en sorte qu'une portion assez étendue de quelque glande que ce soit peut cesser d'agir sans que la fonction se trouve sensiblement compromise ; dans le cerveau l'action de chaque partie se spécialise davantage, les réactions mutuelles sont beaucoup plus vives et la délicatesse du tissu telle, qu'il suffit d'une stase prolongée pour altérer bientôt les éléments. (Potain).

Dans son plasma le sang apporte les matériaux de la nutrition cérébrale et emporte ses déchets ; par ses globules il amène au contact des cellules nerveuses l'oxygène nécessaire à leur activité. Le liquide nourricier baigne les cellules autour desquelles il circule avec abondance et ses parties nutritives les pénètrent aisément par imbibition.

C'est du contact du sang oxygéné et de la cellule nerveuse que résultent la vie et le fonctionnement de l'encéphale :

Sur une tête séparée du tronc, on voit la vie et la chaleur revenir, lorsqu'on injecte du sang oxygéné et défibriné ; les paupières se soulèvent, les narines s'entr'ouvent, la chaleur et la sensibilité renaissent, les yeux s'animent, regardent les personnes et se meuvent dans leur orbite, les fonctions cérébrales reviennent et persistent aussi longtemps que l'on pratique l'injection du sang rouge. (Brown-Séquard) (1).

De tous les viscères le cerveau est le plus sensible à l'in-

(1) Brown-Séquard. Archives de physiologie, 1868 et 1869.

fluence de la circulation. C'est la facilité, la rapidité du passage du sang à travers le réseau capillaire qui importe surtout à l'entretien de ses fonctions.

Kussmaul et Tenner (1) ont démontré que, chez un animal à sang chaud, la circulation cérébrale ne peut demeurer suspendue pendant plus de deux minutes, sans que cette suspension n'entraîne des accidents mortels.

D'autre part une trop grande activité circulatoire, la réplétion des vaisseaux sanguins, entraînent une surexcitation dans la vitalité de l'encéphale : le délire et l'agitation en sont naturellement la conséquence.

De toutes ces considérations il résulte que le cerveau ne peut fonctionner normalement qu'à la condition de ne recevoir ni trop ni trop peu de sang, ce qu'Hippocrate avait admirablement exprimé en disant : *convulsio fit aut a repletione aut a vacuatione.*

De plus, la composition du liquide sanguin exerce une grande influence sur l'activité des cellules nerveuses. Tout ce qui est de nature à altérer ce liquide peut entraîner des troubles encéphaliques divers. L'accumulation dans le sang de l'acide carbonique ou des matières extractives de l'urine, la diminution de l'oxygène, la présence d'éléments septiques, toxiques ou infectieux, déterminent des phénomènes qui sont du domaine de la pathologie cérébrale.

Toute affection capable de modifier dans une certaine mesure la quantité, la qualité ou la vitesse du liquide nourricier aura son retentissement sur l'encéphale et se traduira par des phénomènes d'excitation ou de dépression. C'est ce que nous avons eu lieu de constater un grand nombre de fois dans les affections organiques du cœur qui font l'objet de cette

(1) Maleschott's Unters.

étude. Ces affections, ainsi que nous aurons à le démontrer, non seulement modifient la quantité et la vitesse du sang qui circule dans l'encéphale, mais finissent toujours par altérer indirectement la composition du liquide nourricier : tôt ou tard les modifications chimiques viennent se joindre à la stase mécanique ou à l'anémie par oligaimie.

TROISIÈME PARTIE.

Etiologie et pathogénie des troubles cérébraux d'origine cardiaque.

Anémie et stase veineuse.

Chez les malades que nous avons occasion d'observer dans la clinique hospitalière et qui sont atteints d'affection cardiaque, si l'on élimine la question de l'embolie et de l'hémorrhagie cérébrale, les autres accidents cérébraux sont loin d'être fréquents. Le plus souvent il ne nous est permis de constater les symptômes encéphaliques qu'aux dernières périodes de la maladie, c'est-à-dire lorsque le malade, tourmenté par les complications pulmonaires, les accidents de l'asystolie ou les progrès de la cachexie, se décide à entrer à l'hôpital.

Chez les malades de la ville au contraire, bien que les accidents cérébraux qui nous occupent ne soient guère fréquents, il est permis cependant d'affirmer qu'on les rencontre dans une proportion plus grande. On les observe alors au début même de l'affection cardiaque dont ils sont quelquefois la première manifestation, surtout lorsqu'il s'agit d'une lésion de l'orifice aortique.

D'après nos observations personnelles et les affirmations de plusieurs praticiens éminents, il semblerait que la fréquence de ces accidents soit en raison directe du développement intellectuel et de l'activité cérébrale de chaque individu. Nous savons en effet que le travail cérébral prolongé et répété souvent peut être à lui seul l'occasion de congestions encéphaliques actives incessantes. M. Mosso, professeur à

Turin, vient d'instituer une série d'expériences destinées à constater l'influence exercée par le travail intellectuel sur la circulation. M. Vulpian, chargé par lui d'exposer à l'Académie des sciences (1) les résultats auxquels il est parvenu, les résume ainsi : « Au moment où l'esprit passe de l'état de repos à l'état d'activité, le tracé du pouls se modifie sensiblement, la fréquence des battements du cœur augmente, et, sur trois sujets qui présentaient une ouverture accidentelle des parois du crâne, M. Mosso a observé une augmentation de volume du cerveau survenant à cette période ». Cette hyperémie active peut à un certain moment, par le fait de la dilatation chronique permanente des capillaires du cerveau, aboutir à une hyperémie passive chronique : dans ces conditions il suffira de l'intervention d'une affection cardiaque pour entraîner des accidents graves.

Dans l'examen des troubles cérébraux qui accompagnent une maladie du cœur, il est souvent difficile de faire la part exacte de ceux qui relèvent uniquement de la lésion valvulaire. Il faut, dans la plupart des cas, tenir compte des altérations vasculaires qui accompagnent souvent la maladie ou qui ont pu même quelquefois l'engendrer, ainsi qu'on le constate pour l'insuffisance aortique. C'est pourquoi, connaissant le rôle important que jouent l'élasticité des artères et la contractilité des petits vaisseaux dans la circulation de chaque partie de l'organisme, nous n'avons pu nous résoudre à fixer exclusivement notre attention sur le muscle cardiaque.

D'autre part, il fallait prendre garde de rapporter à un trouble cardio-vasculaire les manifestations de la syphilis, de l'alcoolisme ou de toute autre affection qui, ayant un rapport étiologique parfois évident avec la lésion valvulaire,

(1) Séance du lundi 25 février 1878.

peut déterminer pour son propre compte des troubles encéphaliques nombreux.

Ces dernières considérations nous ont fait restreindre dans une grande mesure le nombre de nos observations. Nous n'avons tenu compte que des cas où les accidents cérébraux paraissaient ne devoir se rattacher qu'aux troubles mécaniques de la circulation ou à leurs conséquences sur les autres viscères.

Les maladies du cœur peuvent retentir sur le cerveau par différents mécanismes que les simples données de la physiologie nous permettent de comprendre. Pour faciliter notre étude, nous ferons une distinction entre les troubles du début qui se rattachent directement à la lésion valvulaire et ceux de la période d'asystolie qui dépendent plus spécialement des complications de la maladie et de l'asthénie cardio-vasculaire généralisée.

L'*anémie cérébrale* est une conséquence fréquente et souvent même précoce des lésions cardiaques : nous en étudierons tout d'abord le mécanisme général, puis nous examinerons les différentes circonstances qui peuvent l'engendrer ou faire varier son intensité.

L'ondée sanguine, qui à chaque systole est envoyée dans l'arbre aortique, peut être insuffisante. Dans ce cas l'élasticité artérielle, n'étant pas mise complètement en jeu, réagit avec moins de force, le sang circule avec moins de vitesse dans le système des petits vaisseaux et des capillaires, le liquide nourricier est moins fréquemment renouvelé dans les tissus dont les éléments souffrent par malnutrition. De tous les viscères, le cerveau est le plus rapidement et le plus impatiemment atteint par cet état de choses, tant en raison de sa délicatesse et de sa richesse vasculaire, qu'en vertu de la direction des artères qui vont l'alimenter. En effet, l'ondée sanguine étant moins abondante et subissant par suite une plus faible tension dans les gros troncs artériels, le sang qui monte au cerveau n'a plus assez de force pour lutter contre la pesanteur, et la circulation se fait moins activement dans le réseau des capillaires cérébraux.

Ces troubles circulatoires peuvent être déterminés par un grand nonbre d'affections cardiaques : ils peuvent ainsi reconnaître pour causes un affaiblissement du cœur par suite de la dégénérescence du myocarde, une compression de l'organe par des épanchements péricardiques abondants, enfin et c'est là surtout ce qui nous intéresse, une occlusion imparfaite des appareils valvulaires, qu'il s'agisse d'une affection aortique ou mitrale.

C'est surtout dans l'*insuffisance aortique* que les phénomènes d'anémie cérébrale peuvent être marqués dès le début d'une manière significative. En ce qui touche particulièrement à cette affection, nous regrettons de ne pouvoir nous ranger entièrement à l'opinion d'Otto Weber qui refuse aux maladies du cœur le pouvoir de porter atteinte à la circulation cérébrale, sans participation d'une altération vasculaire locale. Cet auteur, dans un article sur l'ischémie générale, s'exprime ainsi : « Il est encore peu démontré comment une anémie locale peut résulter de la diminution de la force d'impulsion du cœur, telle qu'on la remarque dans les maladies de langueur, le marasme, la dégénérescence de cet organe. En tous cas il faut que les causes locales entrent en jeu toutes les fois qu'il doit y avoir une anémie locale : en effet le cœur, non plus que la masse du sang, n'a d'action directe sur la distribution du liquide nourricier. C'est donc tant dans les vaisseaux eux-mêmes que dans leur entourage immédiat que l'on doit chercher ces causes locales ; pour qu'un conduit reçoive moins de sang qu'il n'en reçoit normalement, il faut qu'il subisse une diminution de calibre, c'est alors qu'apparait le retard de l'afflux sanguin que Virchow a qualifié du nom si bien approprié d'ischémie. » Bien que nous soyons obligé de reconnaître avec tous les auteurs la part énorme que les altérations vasculaires peuvent avoir dans la production de l'anémie cérébrale, nous ne pouvons point cependant tout rapporter à cette seule cause.

Dans beaucoup de cas l'anémie artérielle n'est pas proportionnelle aux altérations vasculaires. D'autre part, il nous est souvent arrivé de constater chez des adultes des troubles cérébraux qui ne pouvaient être rattachés qu'à une lésion des valvules sigmoïdes ; dans ces cas l'autopsie et l'examen microscopique n'a pu nous révéler aucune altération des vaisseaux de l'encéphale.

D'ailleurs il est bien facile de se rendre compte du mécanisme de ces troubles, surtout en ce qui concerne l'insuffisance aortique.

Dans cette maladie, l'ondée sanguine envoyée dans l'aorte par chaque systole du ventricule gauche possède il est vrai une puissance et une énergie suffisante pour mettre complètement en jeu l'élasticité artérielle ; mais, par suite de l'inocclusion valvulaire, la paroi artérielle en réagissant sur le liquide sanguin le fait rétrograder dans le ventricule. Cette déplétion plus ou moins abondante, en diminuant la quantité de sang destinée à la périphérie, abaisse du même coup la pression artérielle ; la portion du liquide qui progresse vers les parties éloignées, possédant alors une tension moindre, circule avec plus de lenteur et en moindre abondance, ce qui entraîne un fonctionnement irrégulier de l'organe encéphalique.

Il peut arriver toutefois que la lésion valvulaire soit accompagnée d'une dégénerescence aortique dont elle est même très-fréquemment la conséquence. Dans ces cas l'élasticité du gros tronc artériel se trouvant compromise, les phénomènes d'anémie cérébrale pourront être plus marqués.

C'est ce qu'on a lieu de constater quelquefois chez les vieillards, les alcooliques et les goutteux dont les grosses artères deviennent souvent athéromateuses.

De plus la dégénérescence peut envahir les artères de la base du cerveau ; habituellement les athéromes siégent alors dans l'hexagone de Willis, surtout au point de bifurcation de la carotide interne, là où elle va donner les cérébrales, les sylviennes, etc. L'influence de ces altérations sur la circulation capillaire et la production des ischémies locales, indiquée déjà par Rostan (1) dans ses recherches sur le ramollissement du cerveau, mieux spécifiée encore dans certaines observations de Rochou (2) et d'Abercrombie (3), est aujourd'hui un fait incontestable. Cette forme d'ischémie est la plus fréquente dans la vieillesse et les malades peuvent présenter alors des phénomènes qui ressemblent, sous plus d'un rapport, à ceux du ramollissement.

Néanmoins, tant qu'il n'y a point oblitération complète d'un vaisseau, le cerveau reste intact ; le sang arrive en quantité suffisante pour suffire par son plasma à la nutrition de la substance cérébrale, d'où intégrité d'altération, de nutrition, et coloration blanche de la pulpe cérébrale ; de plus, la consistance de celle-ci est même quelquefois plus ferme. Il semble résulter en effet des recherches de Schlossberg que l'amoindrissement du fluide artériel dans les éléments nerveux amène une sorte de coagulation de la substance cérébrale, et par conséquent une diminution de volume de celle-ci. Suivant M. Dagonet la consistance extraordinaire du cerveau, qu'on remarque chez quelques mélancoliques , aurait des rapports avec cette théorie.

(1) Rostan. Recherches sur le ramollis. cérébral, p. 169, 4e édition.

(2) Rochou. Recherches sur l'apoplexie, Paris, 1833.

(3) Abercrombie. Des malad. de l'encéph. trad. par Gendrin, 1839.

Chez certains vieillards les phénomènes d'ischémie cérébrale, dépendant exclusivement de l'état athéromateux des vaisseaux, peuvent rester longtemps à l'état latent ou n'engendrer que des troubles légers dans le fonctionnement de l'encéphale ; mais il suffira d'une cause quelconque susceptible d'affaiblir l'impulsion cardiaque ou de diminuer la tension artérielle pour éveiller tous les accidents et déterminer des symptômes cérébraux d'une grande intensité.

De toutes les affections cardiaques, l'insuffisance des valvules sigmoïdes est la maladie la plus fréquente chez les vieillards. D'autre part, nous avons démontré que, dans cette affection, il existe une plus grande tendance à l'anémie cérébrale. Il nous est donc facile maintenant de comprendre que la coïncidence de cette lésion valvulaire et de l'athérome des vaisseaux de l'encéphale favorisera au plus haut point l'intensité des troubles cérébraux ; à l'ischémie de cause locale viendra s'ajouter l'anémie résultant de l'insuffisance de l'ondée sanguine.

Dans ces cas, toutes les parties de l'encéphale ne sont pas anémiées au même point. Le rétrécissement des vaisseaux peut accentuer l'anémie dans des régions différentes et à des degrés divers. Souvent même l'état d'anémie s'allie à des états congestifs dus aux fluxions compensatrices qui s'établissent au pourtour des parties anémiées. De là résulte nécessairement une sorte d'inégalité, d'irrégularité, de désordre de la circulation capillaire, qui mérite au plus haut point le nom *d'ischémie*.

Il n'est point rare, dans certains cas d'anémie cérébrale profonde, d'observer à l'autopsie un état congestif des méninges que l'on trouve quelquefois rouges et vasculaires, tandis que le cerveau est absolument pâle. Il est même vraisemblable que, toutes les fois que cet organe cesse de recevoir ou n'admet pas la quantité de sang qui lui est habituelle, son volume diminuant un peu, les membranes se trouvent par là soumises à une pression moindre, en sorte que le sang stagne davantage dans leur système veineux-Potain).

Les troubles cérébraux dépendant de l'insuffisance aortique peuvent durer longtemps ou bien être enrayés par l'heureuse intervention de l'hypertrophie compensatrice ; mais tôt ou tard le cœur faiblit, l'équilibre est rompu au profit de la lésion valvulaire qui, compromettant à la fois les fonctions de la petite et de la grande circulation, aboutit à l'asthénie cardio-vasculaire et à l'asystolie.

Dans le *rétrécissement aortique*, la lésion peut rester longtemps à l'état latent, car la compensation hypertrophique y est facile et la circulation se fait alors comme à l'état normal ; mais dans la plupart des cas le rétrécissement se trouve associé à un certain degré d'insuffisance aortique. De plus les altérations vasculaires (athéromes, dégénérescences) qui accompagnent fréquemment la maladie peuvent, soit en amenant la dilatation du ventricule gauche et en affaiblissant sa puissance, soit en diminuant le calibre des vaisseaux ou en portant atteinte à leur contractilité, faire naître l'anémie cérébrale.

Quoi qu'il en soit, il arrive toujours un moment où le cœur se trouve forcé ; la stase pulmonaire se déclare alors et est bientôt accompagnée de tous les acciden ts de l'asys tolie.

A la période asystolique des affections sigmoïdes, les phénomènes morbides qui se manifestent du côté de l'encéphale ne diffèrent en aucun point de ceux qui peuvent accompagner toute lésion valvulaire parvenue à la même période.

Dans l'*insuffisance mitrale* au début, les troubles cérébraux d'origine anémique sont rares et peu sensibles. La diminution que le reflux auriculaire fait éprouver à l'ondée circulatoire ne peut être comparée à celle que détermine le reflux ventriculaire de l'insuffisance aortique. Cette diminution est, du reste, extrêmement variable suivant les cas, et, sous ce rapport, il n'y a pas de comparaison à établir entre l'insuffisance des valvules mitrales et celle des valvules aortiques ; dans celle-ci, le sang, pressé de tous côtés par la réaction élastique des artères, rentre forcément dans le ventricule pendant la diastole, et la quantité de sang qui régurgite ainsi est rigoureusement proportionnelle aux dimensions de l'hiatus. Dans l'insuffisance mitrale, au contraire, s'il n'existe pas de rétrécissement aortique concomitant, le sang trouve les voies largement ouvertes du côté de son orifice naturel d'écoulement et il tend d'autant plus à s'y engager que la tension de l'oreillete et des veines pulmonaires oppose à son reflux un certain obstacle. Mais c'est là un équilibre essentiellement instable, et la moindre perturbation dans les conditions circulatoires périphériques ou centrales peut y apporter à chaque instant des modifications importantes. Il est clair, d'ailleurs, qu'au delà de certaines dimensions, la régurgitation est inévitable et permanente. (M. Raynaud).

Ces considérations nous font suffisamment comprendre pourquoi les phénomènes d'anémie cérébrale se manifestent rarement dans l'insuffisance mitrale. Il est cependant des malades qui, soit à cause de l'étendue ou des progrès rapides de la lésion, soit par suite d'une susceptibilité cérébrale plus grande, présentent des accidents nerveux manifestes à la première période de la maladie.

Dans certains cas, on pourrait rapporter ces précoces accidents aux troubles de la petite circulation qui, en rendant l'hématose plus difficile,entraîneraient une surcharge d'acide carbonique dans le sang.

D'autre part, en vertu de l'autonomie vasculaire, il peut se faire que, sous l'influence d'une cause fortuite, la langueur circulatoire aidant, des congestions passives, subites et partielles se produisent du côté de l'encéphale. C'est là, comme dit M. Péter, l'extrême et continuel péril des individus atteints de maladies du cœur que l'imminence où ils sont d'être pris de congestions phlegmasiques graves sous l'influence d'une cause qui, pour d'autres, serait innocente.

S'il est rare de rencontrer les manifestations cérébrales au début des affections valvulaires, il n'en est plus de même lorsque ces maladies ont atteint la période d'asystolie. Les accidents cérébraux ne reconnaissent point alors une cause unique; ils se rattachent à des phénomènes très-complexes, et n'ont souvent qu'un rapport très-éloigné avec la lésion initiale, qu'elle soit aortique ou mitrale.

La doctrine de *l'asystolie* introduite par Beau dans la pathologie est une doctrine incomplète, car, dans toute maladie du cœur, il faut voir une affection qui, purement locale au début, entraîne peu à peu une altération graduelle et parallèle de tous les organes ; il faut tenir compte de toute cette série d'altérations organiques, de troubles fonctionnels successifs et hiérarchisés, qui font cortége à la maladie première en pervertissant l'hématose, l'hématopoïèse et les sécrétions, en provoquant graduellement une intime et profonde dyscrasie du sang, laquelle produit à son tour une altération plus considérable de l'organe où a été l'origine première du mal (Péter, M. Raynaud).

L'anémie artérielle du début jointe aux troubles de la petite circulation a entraîné une malnutrition générale de l'économie et en particulier des centres nerveux ; ceux-ci, de leur côté, envoient à tous les organes un influx nerveux moins puissant, ce qui contribue encore à affaiblir leur nutrition et à pervertir leur fonctionnement. Le foie, les reins, la rate, le tube digestif fonctionnent mal, et il peut en résulter des conséquences graves pour la composition du sang qui vient alimenter et exciter les cellules nerveuses. Les vaisseaux de l'encéphale souffrent dans la nutrition de leurs parois ; celles-ci déjà compromises parfois dans leur élasticité et leur contractilité par la dégénérescence granulo-graisseuse ou athéromateuse, s'affaiblissent de plus en plus, n'obéissent plus à l'influence vaso-motrice et perdent le pouvoir de réagir sur le liquide nourricier pour le répartir d'une façon efficace. Si, à toutes ces conditions, on ajoute encore les obstacles qui, du côté du cœur, viennent entraver le retour du sang veineux dans l'oreillette droite, l'affaiblissement de l'organe tout entier par suite de la dégénérescence qui l'envahit peu à peu, on comprendra le mécanisme des troubles cérébraux de la période asystolique.

Pour ce qui a rapport plus spécialement à la *stase veineuse* d'origine cardiaque, nous ferons remarquer qu'elle ne se manifeste que tardivement dans le cerveau, ce qui tient à la disposition des veines jugulaires et intra-encéphaliques dans lesquelles la circulation se fait avec le concours de la pesanteur et de la respiration. La stase encéphalique peut être cependant précoce dans les affections du cœur droit, qui, dès le début, réagissent plus facilement sur le système veineux; le malheureux malade, suivant l'expression de M. Péter, commence alors sa maladie cardiaque par la fin. On l'observe encore fréquemment dans les cas où les complications pulmonaires viennent entrave l'aspiration du sang veineux dans la cage thoracique ; on ne doit point oublier, en effet, que l'absence des valvules dans les veines encéphaliques et les sinus favorise l'influence que les troubles respiratoires peuvent exercer sur la déplétion du système veineux cérébral.

D'autre part, les stases sanguines qui se font dans le membre inférieur pourraient, suivant Hasse, déterminer consécutivement une stase cérébrale, parce que l'afflux plus considérable qui se fait par les azygos gênerait le retour par la veine cave supérieure.

Quoiqu'il en soit, par suite de l'écoulement moins facile du sang de la veine cave supérieure dans l'oreillette droite, il se fait une dilatation générale des veines jugulaires, dila tation qu'accompagne parfois le pouls veineux. Bien que la rigidité des parois des sinus intra-crâniens ne permette guère au même point leur dilatation, la circulation veineuse s'y fait néanmoins avec lenteur et difficulté; par suite le réseau veineux de la surface du cerveau et le cerveau lui-même sont gorgés d'un sang déjà vicié par les troubles de l'hématose et l'hématopoïèse (1). L'excès d'eau modifie souvent la densité du liquide nourricier qui, ayant perdu à un certain degré sa concentration et sa viscosité, pressé et accumulé dans des capillaires déjà altérés et distendus, peut transsuder dans la substance nerveuse ou la cavité des ventricules. Cette stagnation peut même dans certains cas favoriser la formation de *thromboses* dans les sinus ou les artères dont la membrane interne s'est altérée et a perdu ses propriétés normales.

(1) Lecanu a trouvé que dans les affections cardiaques, la proportion des globules était de 79 pour mille chez l'homme et de 59 pour mille chez la femme. Les observations portaient sur trois hommes el cinq femmes.

Becquerel et Rodier ont constaté chez les cardiaques, à la période d'asystolie, une diminution des globules, une diminution de l'albumine, des sels, de la graisse et des matières extractives, une augmentation de la quantité d'eau; la quantité de fibrine normale n'avait point subi de variation.

Ces thromboses engendrent une ischémie considérable des parties ; si la maladie s'est prolongée et que la mort n'ait lieu que quelques jours seulement après, on peut constater en même temps que les altérations des vaisseaux, une nécrobiose du cerveau.

Dans ces hyperémies passives tous les capillaires ne sont pas dilatés au même degré et d'une façon uniforme, car les altérations résultant de la malnutrition ou de l'endartérite ne sont pas marqués au même point dans tous les vaisseaux. Or, il y a lieu de présumer que les vaisseaux les plus dilatés compriment ceux qui se trouvent dans leur voisinage et y gênent notablement la circulation, déterminant ainsi une irrégularité de courants sanguins, une inégalité d'excitation des éléments, qui se traduit par ce mélange d'exaltation, de dépression et de désordre qu'on observe dans les fonctions cérébrales et qui peut quelquefois aboutir à l'aliénation mentale.

Les maladies du cœur peuvent-elles déterminer des hémorrhagies cérébrales ?

Quelques auteurs, s'appuyant sur la coïncidence fréquente de l'hémorrhagie cérébrale et de l'hypertrophie du ventricule gauche, attribuent à celle-ci le premier rang dans la pathogénie de cet accident. D'après Legallois, Corvisart, Lallemand, MM. Piorry, Bouillaud, Rokitanski, a violence de l'impulsion serait assez grande dans l'hypertrophie du cœur pour amener la rupture des artères de l'encéphale. Par contre, Rochoux, Todd, Grisolle, Monneret, refusent toute influence à cette hypertrophie.

Les deux opinions invoquent en leur faveur des résultats statistiques ; mais les faits n'ont point été soumis à une analyse préalable. Dans tous les cas où l'hypertrophie du cœur accompagnait l'hémorrhagie cérébrale, les auteurs oublient de nous faire savoir quelle était la nature de cette hypertrophie, s'il y avait en même temps des lésions valvulaires et dans quel état ils ont trouvé les vaisseaux de l'encéphale.

M. Charcot fait remarquer avec raison que l'hypertrophie compensatrice n'est point de nature à déterminer la rupture de capillaires, car elle suffit à peine à entretenir dans les artères cérébrales la tension normale. Il en est à peu près de même, lorsque l'hypertrophie cardiaque succède à des dégénérescences athéromateuses qui augmentent la résistance à l'ondée sanguine (Brouardel).

C'est par un autre mécanisme qu'il faut expliquer les hémorrhagies cérébrales qui surviennent dans le cours des affections cardiaques.

Parmi les causes qni tendent à augmenter la tension du sang dans les vaisseaux de l'encéphale, il faut tenir compte de celles qui s'opposent au retour du sang veineux; or, nous savons à quel point les lésions valvulaires favorisent les stases veineuses et les congestions passives. Ce n'est point alors par une énergie plus grande de la contraction ventriculaire, mais par une insuffisance de la propulsion que les ruptures vasculaires peuvent survenir chez un malade dont les vaisseaux sont déjà préparés par l'anévrysme miliaire ou la dégénérescence.

Suivant quelques auteurs (Gendrin, Monneret, Béhier et Hardy), les ruptures artérielles seraient propres à engendrer des hémorrhagies méningées plutôt que des hémorrhagies cérébrales. Cette opinion nous semble trop exclusive, car il est des cas assez nombreux où le foyer hémorrhagique siége dans la substance cérébrale et quelquefois même dans les masses grises centrales (Lancereaux). Ces faits n'ont rien qui doive nous étonner, car il résulte aujourd'hui des nouvelles recherches anatomiques sur la circulation cérébrale (Charcot, Duret, Heubner), que les artères de la protubérance et des ganglions centraux, sont, en raison de leur mode d'origine et de distribution, prédisposées aux ruptures d'ordre mécanique.

C'est encore par le même mécanisme que se produisent les apoplexies rétiniennes dans le cours des affections cardiaques (Galezowski, Wecker).

QUATRIÈME PARTIE

SYMPTÔMES ET DIAGNOSTIC

§ I

Les symptômes qui traduisent les complications cérébrales des maladies du cœur, présentent des caractères irréguliers, multiples et variés. Cette grande diversité d'expressions tient autant à l'état du muscle cardiaque qu'à la constitution anatomique des vaisseaux de l'encéphale, à la composition du sang et à la répartition de ce liquide dans les différentes parties du cerveau. De plus, il faut faire la part des susceptibilités corticales qui varient suivant les régions de la couche grise, suivant l'intelligence, le caractère, l'âge et le sexe des individus. Quelquefois même on doit tenir compte des antécédents du malade afin de ne point rapporter uniquement à la maladie du cœur les manifestations cérébrales des affections antérieures ou concomitantes.

C'est surtout à propos de la symptomatologie qu'il est utile d'établir une distinction bien nette entre les troubles cérébraux du début des maladies du cœur et ceux de la période d'asystolie, les premiers se rapportant plus spécialement à l'anémie ou à l'ischémie cérébrale, tandis que les autres doivent être rattachés à la stase veineuse encéphalique et aux autres complications viscérales de la maladie.

Insuffisance aortique. — Parmi les affections du cœur qui déterminent l'état d'*anémie artérielle*, nous trouvons en première ligne l'insuffisance aortique. Dans cette maladie les symptômes nerveux peuvent manquer quelquefois, grâce à l'hypertrophie compensatrice ; mais lorsque la dégénérescence artérielle accompagne la lésion valvulaire, les accidents cérébraux se révèlent presque toujours et atteignent parfois un degré d'intensité tel qu'ils finissent par dominer la scène et absorber tout l'intérêt.

Pendant longtemps l'exagération apparente de l'activité circulatoire, les pulsations bondissantes des artères avaient fait attribuer les symptômes cérébraux de l'insuffisance aortique à un état congestif de l'encéphale, mais, d'après les travaux de plusieurs auteurs et les explications qui précèdent, nous ne devons plus hésiter à rapporter ces symptômes à l'insuffisance de la nutrition. Néanmoins, on doit faire des réserves pour certaines congestions accidentelles et plus ou moins passagères qui ne sont pas extrêmement rares dans les maladies de l'orifice aortique ; elles résultent probablement d'une irrégularité dans la distribution du sang, en rapport avec l'exagération momentanée de l'activité circulatoire : exemple la fréquence des hémoptysies que Bamberger a notées dans la moitié des cas pour ce genre d'affections. Dans l'insuffisance aortique, la lésion valvulaire peut rester longtemps à l'état latent, grâce à la facilité avec laquelle elle est parfois compensée par l'hypertrophie ventriculaire. M. Bucquoy raconte dans ses *Leçons cliniques*, l'histoire d'un malade chez qui les premiers symptômes de la lésion valvulaire ne s'étaient révélés que vingt-sept ans après les derniers accidents du rhumatisme. On voit cependant des individus qui, soit par suite des progrès de la maladie, soit à cause d'une dégénérescence artérielle concomitante, ne peuvent se livrer à aucun excès, ni éprouver la moindre émotion sans que des troubles manifestes ne se déclarent du côté de l'encéphale.

Ces troubles ressemblent beaucoup à ceux qui accompagnent parfois la chloro-anémie. Ce sont des vertiges, de la céphalalgie, des bourdonnements d'oreilles, une irritabilité plus grande et une certaine mobilité de caractère. Nous analyserons quelques-uns de ces symptômes dont l'ensemble représente le type cérébral le plus ordinaire des affections aortiques.

Vertige. — Le vertige est souvent l'accident le plus précoce de la maladie. Il se manifeste ordinairement le matin, lorsque le malade quitte son lit pour s'habiller ; d'autres fois c'est au moment où il se relève après être resté un moment penché vers le sol ; dans certains cas, au contraire, c'est dans l'action de porter la tête en arrière. Quoi qu'il en soit, au moment de l'accès, le malade éprouve un éblouissement accompagné de bourdonnements et de sifflements d'oreilles, quelquefois avec angoisse précordiale ; il lui semble que sa tête se déplace de gauche à droite ou suivant un mouvement de rotation : les objets paraissent osciller quelque temps, puis tourner autour de lui ; il croit qu'il va tomber et il éprouve le besoin de se soutenir à quelque chose ; mais bientôt tout rentre dans l'ordre et le malade reprend son occupation, malgré une certaine faiblesse de la vue qui parfois suit un moment l'accès.

Chez certains malades le vertige peut être remplacé par la syncope ; celle-ci se produit alors dans les mêmes conditions que précédemment. Dans le sexe féminin ce dernier accident est peut-être plus commun, les malades tombent en syncope sous l'influence des moindres efforts, à la suite de l'émotion la plus légère.

Chez les vieillards, le vertige peut être accompagné d'une

perte subite de connaissance simulant parfois une attaque d'épilepsie. M. Peter raconte dans ses *Leçons cliniques* l'histoire d'un malade âgé de 74 ans qui, atteint d'une affection cardiaque avec dégénérescence athéromateuse des vaisseaux, présentait les symptômes cérébraux suivants : Depuis deux mois ce malade éprouvait des accidents particuliers. Jamais il n'y avait eu d'accidents nerveux jusque-là. L'attaque débutait par une sensation d'ivresse, le malade faisait quelques pas en avant, trébuchant comme un homme ivre, puis tombait, perdait connaissance et avait des secousses convulsives ; au bout de quelques minutes, il revenait à lui, ignorant tout ce qui s'était passé, et s'endormait. L'intelligence était restée absolument intacte. Le malade se plaignait d'éprouver en même temps que ses accidents épileptiformes, une sensation d'angoisse presque continue, avec oppression et douleur rétro-sternale s'exaspérant parfois sous forme d'attaques pendant lesquelles il semblait au malade qu'il allait mourir. Nous croyons avec M. Peter que les phénomènes cérébraux présentés par ce vieillard doivent être rapportés non point à l'épilepsie vraie, mais à une sorte de *famine* du bulbe occasionnée par l'état du cœur et des vaisseaux.

Céphalalgie. — La céphalalgie ne présente pas de caractères particuliers. Son siége n'est point constant : elle peut être syncipitale, temporale, orbitaire, souvent hémicrânienne ; elle est exagérée par l'impression du froid, soulagée au contraire par celle de la chaleur.

Troubles intellectuels. — Si nous nous en rapportions uniquement à l'opinion de certains auteurs qui ont traité de l'aliénation mentale par rapport aux maladies du cœur, nous devrions signaler des troubles intellectuels nombreux dans le cours de ces affections. Saucerotte, par exemple, a noté, chez la plupart des individus affectés d'hypertrophie, un développement extrême de la sensibilité morale : « Observés de près, dit-il, ces malades s'émeuvent à la moindre impression, ils pleurent en nous racontant leurs maux, un regard les trouble, un mot les déconcerte, ils se laissent emporter à la fougue d'une première impression ou d'une colère irréfléchie et s'émeuvent au point de trembler dans des circonstances où d'autres garderaient leur sang-froid. »

Bien que ce tableau nous paraisse empreint d'un peu d'imagination, nous devons avouer cependant que, chez certains malades, il nous a été donné de constater une grande mobilité de caractère, des tendances hypochondriaques, une grande répugnance pour les travaux intellectuels et cet état particulier décrit par les auteurs sous la dénomination de *faiblesse irritable*. Chez la malade de l'observation IV, nous avons observé un état de mélancolie avec stupeur. D'après les renseignements de la famille cet état s'était déjà montré plusieurs fois depuis deux années. La malade refusait de répondre à nos questions et gardait un silence obstiné. Dans l'observation III, nous rapportons l'histoire d'un jeune homme qui, depuis trois mois, en proie à la tristesse, était en même temps, et au dire de sa mère, devenu très irritable. Il avait quelquefois, dans la nuit, des hallucinations visuelles qui engendraient dans son esprit un état de trouble et de terreur. Son sommeil était fréquemment agité par des rêves effrayants et des cauchemars : il croyait alors tomber d'un lieu très-élevé dans un précipice ; la secousse de la chûte le réveillait en sursaut, il éprouvait des palpitations et se mettait à pleurer.

Tous les troubles encéphaliques que nous venons de décrire nous ont paru se rattacher à l'anémie cérébrale, car ils coïncidaient d'ordinaire avec la pâleur de la face et la décoloration des muqueuses. De plus, d'après les indications de Marshall-Hall et de Piorry, nous avons observé que les malades affectionnaient alors particulièrement et recherchaient la position déclive de la tête. Souvent, par la palpation de l'artère radiale, nous avons constaté une élongation avec flexuosité et résistance du vaisseau ; ce signe, joint au cercle sénile de la cornée et aux douleurs rétrosternales accusées par le malade, nous permettait alors de reconnaître l'état athéromateux des vaisseaux pouvant déterminer l'ischémie cérébrale.

Dans la plupart de ces cas, l'examen ophthalmoscopique ne nous a révélé aucune anémie appréciable de la rétine. L'affaiblissement et la fatigue rapide que certains malades éprouvent dans la vision peuvent quelquefois se rettacher à l'épuisement facile des muscles accommodateurs. (Desmarres).

D'autre part on a souvent l'occasion d'observer dans l'insuffisance aortique des troubles variés qui semblent correspondre, non plus à l'anémie, mais à l'hypérémie de l'encéphale ; ce sont des sensations de bouffées congestives à la tête, accompagnées parfois d'épistaxis, de battements dans les tempes, de rougeur de la face. Souvent même il y a des alternatives de congestion et d'anémie ; chez le même malade on peut observer en même temps que les symptômes précédents une sensation de vide dans la tête, un certain affaiblissement musculaire et des bourdonnements d'oreille.

C'est au milieu de ce cortége de symptômes que survient la période d'asystolie qui mène plus ou moins rapidement le malade à la cachexie, puis à la mort. Ce n'est pas là toutefois le mode de terminaison le plus habituel de la maladie ; bien souvent, avant l'apparition des troubles de l'hématose et de l'hématopoiése, le malade succombe, brusquement emporté par une syncope.

Insomnie. Le même auteur insiste tout particulièrement sur l'insomnie qui précède souvent la mort subite et qu'il considère comme un phénomène de mauvais augure ; cette insomnie serait due aux troubles de l'innervation du cœur, troubles symptomatiques eux-mêmes de la lésion du plexus cardiaque, au voisinage de la lésion aortique. Cette dernière opinion nous paraît trop exclusive, car l'anémie cérébrale peut à elle seule engendrer l'insomnie. Le fait est assez constant pour qu'on ne le puisse mettre en doute, quoiqu'il paraisse tout d'abord en contradiction avec l'opinion de ceux qui admettent un état d'anémie cérébrale pendant le sommeil normal. L'opposition n'est d'ailleurs pas aussi complète qu'il semble au premier abord ; voici en quels termes s'explique M. Potain à ce sujet : « Le cerveau d'un anémique n'est pas constamment et immédiatement anémié. Il le pourrait être habituellement à un certain degré, sans que nécessairement il lui fût plus facile de le devenir au degré que comporte le sommeil. ... Enfin, à supposer que le retard de la circulation dans les lobes cérébraux soit le fait principal dans le sommeil, et qu'il dépende surtout de la tonicité vasculaire, il faudrait tenir compte encore de l'action vaso-motrice et de son énergie, qu'on n'a aucun moyen direct d'apprécier; chez les vieillards, par exemple, où l'anémie habituelle du cerveau résulte d'un état athéromateux des artères cérébrales, et qui généralement dorment peu et mal, rien ne défend de penser, que la circulation encéphalique, habituellement peu active, soit en même temps très-peu susceptible de se modérer sous l'influence vaso-motrice, dans la mesure nécessaire pour procurer un sommeil suffisant et paisible, cela précisément à cause des altérations qui se prolongent déjà jusque sur les plus petits vaisseaux. De fait, ces vieillards ne semblent jamais très-éveillés, mais ne dorment guère profondément non plus. » Nous croyons qu'il faut encore tenir compte de la longue durée de la maladie qui, portant atteinte à la constitution moléculaire de la cellule nerveuse, la met en état de souffrance continuelle, fait naître cet état connu sous le nom de *faiblesse irritable* et empêche le sommeil. Dans l'anémie que produit au contraire le sommeil physiologique et qui est un état passager, il y a toujours une quantité de sang suffisante pour la nutrition de l'encéphale ; celui-ci ne souffre pas, il est seulement dans l'impossibilité de fonctionner normalement.

Mort subite. La syncope mortelle peut être quelquefois le résultat de l'anémie généralisée, jointe à l'ischémie cérébrale, surtout à une époque avancée de la maladie. Nous savons, en effet, que cet état d'anémie, porté à un certain degré, peut engendrer parfois des palpitations d'autant plus dangereuses que le cœur lui-même est en état de dégénérescence et d'hypertrophie. (Bouillaud, Marshall-Hall, Finger).

D'autre part, dans beaucoup de cas, nous voyons qu'un ébranlement nerveux trop vif peut amener la mort subite, en déterminant le spasme des capillaires de l'encéphale et en obligeant tout à coup le cœur à un travail dont il n'est point capable sans s'épuiser. « On a vu, dit M. Potain, la mort subite arriver, chez des cardiaques, à l'occasion d'une émotion vive, d'une colère, de la réception d'une mauvaise nouvelle. »

Mais il nous est difficile d'accepter l'opinion des auteurs qui rapportent tous les cas de mort subite survenue dans l'insuffisance aortique à la seule ischémie du bulbe. Suivant la remarque judicieuse, de MM. Potain et Rendu, cette opinion est en désaccord avec l'observation de certaines particularités, puisque jamais l'on n'a signalé de vomissement, phénomène bulbaire, par excellence, dans les cas terminés par la mort subite. D'autre part, il est démontré aujourd'hui que la moelle allongée est douée d'une aptitude spéciale à tolérer la suspension de la circulation sanguine (Vulpian).

Nous croyons que, dans ces cas de mort subite, il faut tenir grand compte des altérations athéromateuses de l'aorte qui accompagnent et le plus souvent même engendrent la lésion des valvules sigmoïdes. Suivant M. Peter (1), il n'y aurait alors, au point de vue du processus, aucune différence entre la mort subite, déterminée par l'angine de poitrine, et celle qu'on observe si souvent dans les affections aortiques. Dans les deux cas, la lésion de l'aorte donnerait lieu à un rayonnement morbifique sur le plexus cardiaque et déterminerait une sidération du cœur déjà malade, hypertrophié et dégénéré.

Rétrécissement aortique. Dans le rétrécissement aortique, les troubles cérébraux sont très-peu accusés au début de la maladie ; ils font défaut tout le temps que la contraction musculaire conserve son énergie, à moins qu'il n'y ait altérations concomitantes des vaisseaux : mais le jour où le cœur hypertrophié fléchit et cède, les symptômes de l'asystolie apparaissent et des phénomènes morbides peuvent alors se manifester du côté de l'encéphale.

L'association du rétrécissement et de l'insuffisance aortique est une disposition heureuse qui fait souvent disparaître une partie des symptômes imputables à l'anémie

(1) M. Peter. Loc. cit., p. 23.

cérébrale ; le vertige, par exemple, s'atténue ou disparaît presque complétement. Cependant on constate parfois une aggravation des symptômes cérébraux qui paraissent alors se rattacher aux progrès de la dégénérescence athéromateuse des vaisseaux de l'encéphale.

Insuffisance mitrale. Nous avons vu plus haut, qu'au début de cette affection, les symptômes cérébraux de l'oligaimie sont plus rares et moins intenses que dans l'insuffisance des valvules sigmoïdes. Nous devons ajouter qu'il est difficile, dans la clinique hospitalière, d'observer les malades à cette période de l'affection, car ce n'est point alors qu'ils viennent réclamer nos soins. Nous devons, à l'obligeance de M. Charcot, trois observations qui nous prouvent que le vertige et l'insomnie peuvent accompagner l'insuffisance de la valvule mitrale, avant qu'elle ne soit parvenue à la période d'asystolie.

Retrécissement mitral. Cette affection existe très-rarement à l'état isolé et ne retentit tout d'abord sur la grande circuculation que par un mécanisme tout à fait indirect. Les premières manifestations de la maladie portent sur les poumons.Les troubles de l'hématose etde la petite circulation peuvent quelquefois engendrer des symptômes cérébraux qui se rattachent alors à l'accumulation de l'acide carbonique dans le sang, à l'anémie par anoxémie ou à des congestions passives subites. Les malades éprouvent de la somnolence, des céphalées passagères et une certaine paresse intellectuelle. Il n'est pas rare de voir survenir en même temps au front et sur le nez des pustules d'acné, et chez les femmes la couperose, c'est l'indice d'une circulation déjà gênée et d'une congestion habituelle des extrémités supérieures.

Troubles cérébraux de l'asystolie. La période d'asystolie résulte de la déroute vasculaire de la petite et de la grande circulation, ou plutôt de l'asthénie cardio-vasculaire généralisée. Toutes les maladies du cœur y aboutissent après un temps plus ou moins long et par une voie plus ou moins directe. Les affections du cœur droit y parviennent dès leur début. Les affections du cœur gauche n'y arrivent que par l'intermédiaire des troubles qu'elles engendrent dans la circulation pulmonaire et dans le fonctionnement des cavités droites.

Parmi ces dernières, il faut établir une distinction entre les maladies de la valvule mitrale et celles de l'orifice aortique ; les premières retentissent immédiatement sur la petite circulation, tandis que les dernières restent un temps généralement plus long avant d'entraîner les troubles circulatoires dans le poumon et le cœur droit.

Il semble donc tout d'abord que les lésions aortiques soient moins immédiatement redoutables que celles de l'orifice mitral ; mais le fait est loin d'avoir été démontré et nous avons vu précédemment que la marche générale de la maladie dépend en réalité d'un grand nombre de conditions intrinsèques et extrinsèques au cœur.

Quoi qu'il en soit, la période d'asystolie une fois établie, tout dérive plus ou moins rapidement de la stase veineuse et des congestions passives. Après les troubles de la petite circulation qui peuvent déterminer l'œdème, les congestions et les hémorrhagies pulmonaires, on voit apparaître la série des troubles fonctionnels dans les organes desservis par la veine cave inférieure ; le foie ressent en premier lieu l'influence de la congestion ; puis viennent les reins, la rate, l'appareil gastro-intestinal. Les palpitations deviennent plus fortes ; on voit survenir l'ascite et l'œdème des membres inférieurs ; les malades sont en proie à une dyspnée intense qui révèle la gêne extrême de la circulation pulmonaire.

Au milieu de ce cortége de symptômes, l'attention est rarement attirée du côté de l'encéphale ; les hypérémies passives n'ayant tout d'abord aucune tendance à se manifester dans les parties desservies par la veine cave supérieure, les troubles cérébraux résultant de la stase veineuse peuvent faire longtemps défaut. Mais les choses ne se passent pas toujours ainsi. Dans les maladies du cœur droit, par exemple, on constate de bonne heure une distension plus grande des veines jugulaires, accompagnée parfois du pouls veineux et des symptômes de la stase encéphalique.

Les malades présentent alors de la céphalalgie, des tintements d'oreille, un sentiment de pesanteur céphalique, une insomnie opiniâtre ; ils tombent par degré dans un état d'engourdissement, de somnolence et accusent parfois la sensation de fourmillements dans les membres. C'est sans doute ce trouble dans la circulation cérébrale qui donne lieu dans les affections du cœur droit aux convulsions fréquentes, surtout dans le jeune âge.

Dans l'insuffisance aortique, le vertige et la céphalalgie qui, depuis longtemps, accompagnaient la maladie peuvent persister dans la période d'asystolie et traduire avec plus ou moins d'intensité les progrès de l'anémie cérébrale.

D'autre part, les altérations survenues dans les organes de l'hématose et de l'hématopoïése, en produisant une *dyscrasie* plus ou moins profonde du sang, hâtent parfois l'apparition de la stase veineuse cérébrale et déterminent divers troubles dans l'encéphale. Par suite des *oomplications rénales*, on voit apparaître quelquefois l'œdème albuminurique de la face et des paupières, ou bien on peut observer les symptômes cérébraux de l'intoxication urémique ; ce sont des convulsions accompagnées d'un délire tantôt doux et tranquille, tantôt furieux et bruyant.

A une période plus avancée de l'asystolie, les causes précédentes venant se joindre à la *stase veineuse*, peuvent déterminer un ensemble de symptômes peu susceptibles de recevoir une interprétation exacte. On observe alors des vertiges qui peuvent se répéter plusieurs fois dans la même journée. Les malades éprouvent une céphalalgie plus ou moins persistante, accompagnée de bourdonnements ou de sifflements d'oreille ; quelquefois même *l'ouïe* s'affaiblit (obs. II). L'intelligence devient paresseuse ; les malades accusent une certaine faiblesse musculaire ; ils présentent de l'embarras dans la parole, leur pensée est moins nette, moins précise, leur mémoire incertaine ; ils sont plongés dans un état de torpeur, de somnolence et d'hébétude, d'où l'on parvient difficilement à les arracher ; ils répondent peu aux questions qu'on leur adresse et retombent immédiatement après dans une complète indifférence : ils finissent même par ne plus ressentir les palpitations dont ils se plaignaient tant autrefois ; et cependant, si l'on ausculte le cœur, on trouve que ces palpitations sont devenues plus fortes et plus tumultueuses. Cet état de somnolence et de stupeur est quelquefois interrompu par du subdelirum et de la rêvasserie. Parfois même le sommeil est agité par des rêves effrayants et des cauchemars. La position déclive de la tête augmente les accidents ; les malades éprouvent fréquemment le besoin de s'asseoir sur leur lit ou de se tenir la tête élevée à l'aide de nombreux oreillers.

Chez certains individus et principalement chez ceux dont l'intelligence paraît plus développée, les phénomènes d'excitation dominent la scène. Quelques-uns éprouvent des hallucinations, d'autres se livrent à des divagations de toutes sortes. Nous trouvons, dans M. Peter, l'histoire d'un homme qui, à la période ultime d'une double lésion mitrale était en proie à l'insomnie et à l'agitation. La nuit, il avait des accès d'hallucination : il voyait sa femme et il conversait avec elle sur le ton d'une discussion quelque peu animée ; il parlait de dettes qu'il aurait à payer et de beaucoup d'autres choses de nature également déplaisante. Chez une dame, dont parle le même auteur, les hallucinations se reproduisaient chaque nuit, elle voyait un enfant au pied de son lit, conversait avec lui et se souvenait parfaitement pendant le jour de ses visions nocturnes, sur la vanité desquelles elle n'était pas même alors complètement édifiée. La malade était atteinte d'une affection cardio-aortique avec congestions et infiltrations de toutes parts.

M. Maurice Raynaud a observé dans le service de M. Potain, à l'hôpital Necker un très-beau cas de lypémanie dont les accès paraissaient manifestement liés aux retours de l'asystolie. Dans un autre cas dont le même auteur a recueilli l'observation, le malade était obsédé par des idées de grandeur, par des conceptions ambitieuses dont il reconnaissait le premier l'absurdité, mais dont il lui était impossible de se défendre.

L'obs. XI nous présente un cas d'hallucination survenue dans les derniers jours de l'affection cardiaque. Le malade cherche dans le vide avec les mains des objets qu'il ne rencontre pas, et cela sans proférer une parole.

Dans le courant de l'année 1867, M. Peter eut l'occasion d'observer un cas d'aliénation mentale fort intéressant (1). C'était chez un homme d'une soixantaine d'années, qui a occupé en Belgique une assez haute position politique et qui avait une lésion de l'orifice mitral. Ce malade infiltré par les jambes et par les poumons, en proie à tous les accidents

(1) M. Peter. Loc. cit., p. 73.

de l'asthénie cardio-vasculaire, a eu pendant quarante-huit heures une véritable attaque d'aliénation mentale. Lui qui ne pouvait quitter son fauteuil et son lit, il se lève tout à coup, s'habille avec l'assistance de son valet et sort en voiture « pour aller à la chambre ». Il se croyait en Belgique. Deux jours de suite, il fit le tour des Champs-Elysées, sous prétexte d'affaires politiques, étonnant son entourage par l'abondance de sa diction qui contrastait avec sa taciturnité de malade. Puis, après cette période d'excitation, il retomba dans le collapsus en recouvrant toute sa lucidité d'esprit, et mourut une quinzaine de jours plus tard.

Chez la malade de l'obs. II nous avons observé, dans les derniers jours de l'affection cardiaque, un accès de délire accompagné d'hallucinations. La malade tenait parfois des propos incohérents ; une nuit elle voulut quitter son lit, sous prétexte qu'un rat lui mordait les pieds et l'empêchait de dormir.

Dans les derniers moments qui précèdent la mort, la plupart des malades tombent dans le coma. Quelquefois au contraire, ils éprouvent aux approches de l'agonie une grande lucidité d'esprit qui parait être due à la décongestion subite de l'encéphale.

Tels se présentent les symptômes cérébraux des lésions valvulaires aux différentes périodes de leur existence. Les troubles que nous avons relatés peuvent se présenter avec plus ou moins d'intensité et en plus ou moins grand nombre chez différents malades ; ils sont fugaces, irréguliers, variables et peuvent quelquefois disparaître complètement à la suite d'un traitement approprié. On les voit souvent diminuer ou augmenter, suivant l'attitude du malade : la position déclive de la tête diminue les troubles d'origine anémique, tandis qu'elle aggrave ceux qui se rattachent à l'hypérémie passive.

La coloration de la face et l'aspect de la rétine peuvent faciliter quelquefois le diagnostic pathogénique de ces complications. Nous savons en effet que dans les affections du cœur qui engendrent une anémie cérébrale intense, la face est blafarde, pâle, quelquefois livide. Quand la compensation hypertrophique est suffisante, les joues sont légèrement colorées, les yeux sont brillants et vifs et le malade présente parfois toute l'apparence de la santé la plus parfaite. Dans l'asystolie, le visage prend un aspect particulier connu sous le nom de *facies cardiaque* et que Corvisart appelait *facies propria* : la face présente une teinte violacée, les lèvres sont bleuâtres, les pommettes et le nez cyanosés ; on observe parfais des dilatations variqueuses des petites veines de la face. A la période de cachexie, la face a une teinte jaune cireuse demi-transparente, les lèvres sont d'un rouge vineux, les paupières et les joues sont tuméfiées, les yeux saillants ; le visage exprime en somme une vive anxiété.

Les troubles cérébraux subissent à tout instant le contrecoup de la maladie du cœur et des autres complications qu'elle engendre. Tout accident de nature à modifier la puissance cardiaque déjà compromise, ou à aggraver les troubles fonctionnels des organes déjà lésés dans leur circulation, pourra retentir sur l'encéphale et accroître l'intensité des phénomènes cérébraux. En un mot les symptômes que nous venons de décrire sont sous la dépendance de l'état général de la circulation et en suivent toutes les oscillations.

§ II.

Troubles visuels et altérations de la rétine dans les maladie du cœur.

Dans le cours des maladies du cœur, on observe, en même temps que les accidents cérébraux, des troubles divers du côté de la vision. Quelques malades perçoivent des mouches volantes, des étincelles, des zigzags ou des sillons éblouissants ; d'autres voient trouble et accusent la sensation d'un brouillard, d'un léger nuage ou de points noirs qui semblent s'interposer entre leurs yeux et les objets extérieurs. Chez certaines personnes, on observe un affaiblissement de l'acuité visuelle ou bien une diminution dans le champ de la vision, quelquefois même de la diplopie ou de l'héméralopie.

Ces symptômes correspondent le plus souvent à des troubles circulatoires que l'ophthalmoscope permet de découvrir. Il est cependant des cas dans lesquels les troubles de la vision ne sont accompagnés d'aucune altération appréciable à l'ophthalmoscope ; d'autres fois au contraire les signes révélés par un examen minutieux ne sont traduits par aucun trouble fonctionnel de la vue.

La rétine peut être le siége d'hyperémie passive ou d'apoplexies résultant de la stase veineuse prolongée.

Hyperémies rétiniennes. — Dans les affections valvulaires, il survient parfois du côté de la rétine une hyperémie veineuse qui se développe lentement, progressivement, et à laquelle Liebreich a donné le nom de *rétinite cyanosée.*

A l'ophthalmoscope, on voit, à côté des artères qui sont normales, quelquefois même plus petites qu'à l'ordinaire, des veines gorgées de sang, élargies et tortueuses, qui prennent une couleur rouge très-foncée. Parfois on observe en même temps une légère transsudation séreuse, reconnaissable au reflet grisâtre qui se produit le long des troncs nerveux. Dans un cas rapporté par Liebreich, il s'agissait d'un rétrécissement congénital de l'artère pulmonaire avec hypertrophie considérable du ventricule droit : la cyanose de la rétine était générale, les veines rétiniennes étaient distendues, gonflées de sang, plus volumineuses que les artères ; les rameaux les plus considérables et les plus fins étaient doublés de volume, mais sans présenter de déviation de leurs parcours normal, de flexuosités ou de distension irrégulière particulières. « Dans ce cas, dit Liebreich, et dans un grand nombre d'autres variétés d'affections du cœur, j'ai trouvé des modifications très-essentielles dans la circulation de la rétine (1) ».

L'hyperémie veineuse n'engendre aucun trouble fonctionnel dans la vision ; quelques malades éprouvent tout au plus des éblouissements et des éclairs lumineux qui se dissipent rapidement. Pourtant, d'après Galezowski, on rencontre des faits particuliers dans lesquels les stases veineuses ont amené des troubles visuels persistants et qui ne pouvaient s'expliquer que par une dilatation de tout le système capillaire de la rétine, comme on peut en juger par un fait très-intéressant recueilli, il y a quelques années, dans le service de M. Hérard, à l'hôpital Lariboisière. Il s'agissait d'une fille âgée de 18 ans, atteinte d'une insuffisance mitrale très-prononcée, et dont la vue s'était affaiblie à tel point qu'elle pouvait à peine lire les caractères n° 18 de

(1) Liebreich Atlas d'ophthalmoscopie, 1856.

Jaeger ; il y avait des jours où elle voyait moins bien, et d'autres où la vue était meilleure. Elle éprouvait souvent des photophobies, des photopsies très-accusées, visions lumineuses comparables à des fusées rouges et blanches. A l'examen ophthalmoscopique, M. Galezowski (1) reconnut une congestion capillaire bien marquée surtout dans la région de la macula ; il y avait un développement excessif des vaisseaux capillaires sur toute la rétine, sans la moindre trace d'infiltration séreuse.

Apoplexies rétiniennes. — Dans les maladies du cœur, par suite de la dilatation passive des veines intra-crâniennes et des dégénérescences artérielles qui accompagnent fréquemment la lésion valvulaire, on observe parfois des hémorrhagies du côté de la rétine.

Les hémorrhagies sont habituellement monoculaires; quand elles occupent les deux yeux, c'est à des époques différentes qu'elles y apparaissent et toujours d'une manière subite.

Suivant M. Sichel, la rupture des vaisseaux se ferait le plus habituellement au niveau de l'équateur de l'œil, vers la périphérie de la rétine, et n'engendrerait ainsi aucun trouble sensible de la vision. Cette localisation paraît être en rapport avec la faible résistance que les veines rétiniennes présentent à leur extrémité ; mais les choses ne se passent pas toujours ainsi. Il n'est point rare, en effet, de rencontrer les taches hémorrhagiques au niveau du pôle postérieur : elles siégent alors le long des vaisseaux rétiniens et quelquefois même à peu de distance de la papille.

Les apoplexies rétiniennes d'origine cardiaque se présentent sous des formes très-variées. Elles sont le plus sou-

(1) Galezowski. Traité d'iconographie ophthalmoscopique, 1876, p. 197.

vent caractérisées par de petits foyers disséminés, irréguliers, sans bords nettement limités et représentant ce que Follin désignait sous le nom de *sablé hémorrhagique*. Il est cependant des cas dans lesquels les taches se réunissent ensemble pour former des foyers plus ou moins grands. Parfois ces foyers se groupent autour d'une artère et d'une veine principale dont ils masquent le contour normal. Quand la rupture porte sur une artère importante, la circulation est abolie dans la portion périphérique du vaisseau, d'où résulte naturellement une perte du champ visuel dans la partie correspondant à l'hémorrhagie. Sur la personne d'un confrère atteint d'une insuffisance mitrale et accusant un trouble marqué de la vue, M. Galezowski constata à l'ophthalmoscope les signes suivants : il y avait des taches hémorrhagiques situées le long d'une branche artérielle du deuxième ordre, qui était complètement oblitérée. Le champ visuel présentait une échancrure en forme de triangle dont le sommet se trouvait près du point de fixation.

Quand la rupture s'est faite sur un grand nombre de vaisseaux, il est difficile de faire la distinction entre les apoplexies artérielles et les apoplexies veineuses. La rétine est couverte alors de taches rouges très-nombreuses et qui se trouvent éparpillées tout aussi bien le long des artères que des veines (1).

Lorque l'épanchement rétinien et considérable, il soulève la membrane limitante interne bien plus résistante, s'avance vers le corps vitré, finit par rompre son enveloppe et produire des opacités floconneuses dans ce milieu. C'est ce que nous avons eu lieu d'observer chez un homme de 64 ans, atteint de lésion mitrale et aortique, avec dégénérescence athéromateuse des vaisseaux : M. Wecker, à qui nous pré-

(1) Galezowski. Loc. cit., p. 199.

sentâmes ce malade, reconnut une hémorrhagie du corps vitré de l'œil droit ; la rétine de l'œil gauche présentait quelques petites taches hémorrhagiques tout près de la papille. Le malade avait conservé l'usage de ce dernier œil, tandis qu'il ne pouvait plus se servir de l'autre.

Quelquefois, lorsque des hémorrhagies successives se sont produites à divers intervalles, à côté des taches d'un rouge foncé on trouve d'autres taches grisâtres et des exsudations blanchâtres à reflet satiné. Il peut même arriver que les taches rouges fassent complètement défaut et soient remplacées par des taches exsudatives, comme cela eut lieu chez un malade de M. Noël Gueneau de Mussy, à l'Hôtel-Dieu, dont M. Galezowski rapporte l'observation. Cet homme présentait un bruit de souffle au premier temps. A l'ophthalmoscope, on découvrit des exsudations blanchâtres autour de la pupille et aucune trace d'hémorrhagie. Le malade conservait la vision normale.

Lorsque les apoplexies rétiniennes se transforment en taches simplement grisâtres, elles peuvent, ainsi que l'enseigne M. Wecker (1), subir la résorption et disparaître complètement, laissant à peine trace de l'épanchement sanguin; mais lors qu'apparaissent les exsudations blanchâtres satinées, on est presque toujours autorisé à prédire que les lacunes du champ visuel, consécutives aux épanchements, persisteront indéfiniment.

Dans ces apoplexies, les troubles visuels ne sont nettement accusés que lorsque les hémorrhagies occupent la macula. Les malades accusent alors de l'amblyopie, ils ne peuvent distinguer certains objets, ils éprouvent parfois des éblouissements et ont des sensations d'éclairs ou d'étincelles. Quelques-uns aperçoivent des points rouges. Un

(1) Wecker. Traité des maladies du fond de l'œil, 1870, p 122.

malade dont parle M. Dolbeau (1), et qui avait une affection organique du cœur, présentait des symptômes particuliers dans la vision. Les surfaces blanches lui semblaient parsemées d'une série de taches noires. Ces taches irrégulières de forme avaient ceci de caractéristique qu'elles étaient fixes et par conséquent non mobiles, comme certaines mouches volantes, qui sont en rapport avec les opacités du corps vitré. A l'ophthalmoscope, on constata une apoplexie rétinienne dont l'un des foyers masquait le tiers inférieur de la papille. Par places, les taches hémorrhagiques étaient moins rouges et prenaient l'aspect jaunâtre.

Ces apoplexies accompagnent où précèdent souvent de très-près les hémorrhagies cérébrales. Le plus fréquemment, en effet, l'épanchement intra-oculaire n'est qu'un cas particulier traduisant la disposition générale que possèdent les vaisseaux de l'encéphale à se rompre sous l'influence de l'hyperémie mécanique combinée à la dégénérescence vasculaire où à l'anévrysme miliaire. M Wecker cite, dans son *Traité général*, des observations dans lesquelles les altérations des centres nerveux suivaient de très-près l'apparition de la rétinite apoplectique.

(1) Dolbeau. Clinique chirurgicale, p. 17.

CINQUIÈME PARTIE.

TRAITEMENT.

En ce qui concerne particulièrement le traitement des complications cérébrales dans les maladies organiques du cœur, il faut faire une distinction bien nette entre les troubles qui relèvent de l'anémie ou de l'ischémie cérébrale et ceux qui se rattachent à l'hyperémie passive de l'encéphale.

Dans le premier cas, il faut surtout avoir recours au traitement analeptique. On conseillera les toniques (alcool, quinquina, vins généreux), une alimentation substantielle. On recommandera aux malades de se tenir toujours bien chaudement couverts, de se coucher la tête plus basse que le reste du corps, d'éviter les émotions qui, comme on le sait, en amenant la contraction des capillaires du cerveau, peuvent aggraver les troubles anémiques. Pour combattre le vertige qui accompagne quelquefois le début des affections aortiques, on conseillera le bromure de potassium à la dose de 2 ou 3 grammes par jour. Ce médicament produit encore un effet remarquable sur les désordres cardiaques et la dypsnée concomitante; il favorise le sommeil et calme l'agitation. L'hydrothéraphie, conseillée par Fleury et Hirtz (1), peut avoir des effets complexes et salutaires contre l'anémie commençante. M. Peter la recommande sous forme

(1) Hirtz. Digression clinique à propos de l'hydrothérapie rapide dans quelques maladies organiques, in Gaz. médic. de Strasbourg, n° 6, 1872.

de lotions froides, pratiquées à l'aide d'une grosse éponge, chaque matin, au réveil.

Contre l'insomnie persistante et la céphalalgie qui tourmentent les malades, on emploiera avantageusement le bromure de potassium associé au chloral, à la dose de 2 gr. du premier pour 1 gr. du second.

Lorsque l'anémie des premières périodes devient plus profonde, à la suite des troubles pulmonaires et digestifs, on peut tirer un grand profit de l'emploi des ferrugineux sous forme d'eaux minérales (Bussang, Orezza). Si l'état cérébral du malade devient inquiétant, s'il est fréquemment sujet aux éblouissements et aux syncopes, il faut prévenir le danger d'une mort subite : à cet effet, on lui conseillera d'avoir toujours près de lui la liqueur d'Hoffman, qu'il prendra à la dose de 10 à 15 gouttes dans de l'eau sucrée, ou bien la teinture ammoniacale de Sylvius, qui est encore plus puissante. Enfin nous signalerons l'utilité incontestable de l'opium dans les accidents de la maladie de Corrigan. Cette médication, conseillée par M. Gubler (1), a été de la part de M. Huchard (1), l'objet d'un travail fort intéressant, dans lequel se trouvent consignées plusieurs observations d'accidents cérébraux liés à l'insuffisance aortique et enrayés par les injections hypodermiques de morphine, à la dose de 1 centigr. tous les soirs. Dans un cas observé par M. Huchard, l'emploi de la médication opiacée amena presque une résurrection quotidienne et sauva le malade d'une mort imminente : l'insomnie, la dyspnée, les vertiges, la céphalalgie disparurent, la face reprit sa coloration normale et le malade son état mental habituel.

(1) Gubler. Journal de thérapeut., nos 1 et 2, 1877.

(2) Huchard. De la médication opiacée dans l'anémie cérébrale due aux affections du cœur (insuffisance et rétrécissement aortique), 1876.

Dans l'anémie cérébrale qui accompagne le début de l'insuffisance aortique, on doit répudier complètement l'usage de la digitale. Déjà Corrigan avait remarqué que celle-ci produit des effets médiocres sur cette catégorie de malades : il insiste dans son *Mémoire* sur l'inconvénient de ralentir les battements du cœur, puisque chaque pause du cœur augmente la régurgitation du sang dans le ventricule et accroît ainsi l'obstacle à vaincre (Potain). Henderson, en 1844 confirma cette remarque (Edimb. Med. Journ. 1844) et proscrivit presque complètement l'usage de la digitale. Sans être aussi exclusif, nous ne devons point oublier cependant que la digitale détermine la contraction des petits vaisseaux, et peut engendrer à elle seule un certain degré d'anémie cérébrale.

Dans les cas où les troubles cérébraux se rapportent à l'hypérémie passive de l'encéphale, la médication doit être toute différente. C'est alors que la digitale est indiquée pour stimuler le cœur et favoriser comme diurétique la déplétion du système veineux. C'est en surveillant les urines dans leur quantité et leur qualité qu'on pourra connaître les effets utiles ou nuisibles de ce précieux agent médicamenteux. On diminuera la congestion cérébrale en écartant de la circulation, à l'aide des dérivatifs, une certaine quantité de sang : les pédiluves chauds et sinapisés, la chaleur artificiellement maintenue aux extrémités, rempliront bien cette indication. On recommandera aux malades d'éviter la position déclive de la tête et de dormir sur un oreiller de crin ; on maintiendra la liberté du ventre à l'aide de purgatifs répétés (huile de ricin, magnésie). Le calomel peut rendre de réels services dans les cas où les complications hépatiques commandent de décongestionner le foie et de favoriser la sécrétion de la bile. Pour combattre les hydropisies on emploiera avantageusement les drastiques tels que l'aloës, l'eau-de-vie allemande ; mais, chez les vieillards, lorsque tout le département artériel du système vasculaire à préparé, par sa dégénérescence athéromateuse, la détérioration cachectique de tous les tissus organiques, on doit être d'une grande circonspection dans l'emploi des purgatifs drastiques. On emploiera plutôt l'eau de Sedlitz à la dose de 30 ou 40 grammes, ou bien la limonade citrique.

Lorsque l'usage prolongé de la digitale, ou l'emploi de doses trop considérables, a déterminé une sorte d'accumulation de ce médicament dans l'organisme, on voit apparaître parfois des phénomènes d'intolérance caractérisés par des nausées, des vomissements, des tiraillements d'estomac, des coliques, des vertiges, du délire, etc. ; on constate en même temps la précipitation et le désordre des battements cardiaques, ainsi que la petitesse et l'irrégularité du pouls. Il faut alors suspendre complètement l'emploi du médicament et le remplacer au besoin par d'autres diurétiques tels que le nitrate ou l'acétate de potasse, les infusions de café vert. Parmi les diurétiques destinés à combattre les hydropisies, M. Gubler préconise l'*oxymel diurétique de l'hôpital Beaujon*. Ce médicament est composé de tous les principaux types de substances capables de resserrer les capillaires et d'agir sur les vaisseaux et le cœur, de manière à accroître la tension vasculaire ; on en administrera deux ou quatre cuillerées à soupe par jour, dans une tisane diurétique. En voici la formule :

Teinture alcoolique de digitale. . .	10	grammes.
Extrait aqueux d'ergot.	10	—
Acide gallique.	5	—
Bromure de potassium.	30	—
Eau de laurier-cerise	30	—
Sirop de groseille ou de cerise. . .	400	—
Oxymel scillitique.	515	—
Total.	1.000	grammes.

Contre les angoisses dyspnéiques, les lipothymies et les syncopes qui relèvent du système nerveux et qui prédominent parfois à la période d'asytolie, on emploiera l'opium, la jusquiame ou le datura stramonium. Il est bon, dans quelques cas, d'associer à ces médicaments l'éther, la valériane ou l'acétate d'ammoniaque.

Avec ces substances qui agissent sur l'économie tout entière, il est souvent utile d'employer des sédatifs locaux. Contre les attaques douloureuses et les angoisses précordiales qui accompagnent souvent les troubles cérébraux dans l'insuffisance aortique, on aura recours aux révulsifs appliqués au niveau de l'origine de l'aorte. C'est ainsi que les vésicatoires paraissent produire un certain calme qui dure au moins quelques jours. On peut même, dans certains cas, user de moyens plus énergiques et recourir à l'emploi de cautères. Les ventouses scarifiées, ou les applications de compresses imbibées de chloroforme à la région précordiale, donnent aussi de bons résultats.

La turgescence vasculaire de la tête et du cou, coexistant avec des accidents comateux, indiquera la nécessité de débarrasser l'encéphale du trop plein qui le surcharge; à cet effet, on appliquera des sangsues au niveau de l'apophyse mastoïde et des compresses froides sur la tête.

C'est ainsi que, par une médication sagement appropriée, nous pouvons, dans certains cas, enrayer les phénomènes nerveux des maladies du cœur, et, malgré notre impuissance contre la lésion valvulaire elle-même, procurer aux malades un très-grand soulagement. Parfois même, nous pourrons prévenir ainsi un grand nombre de complications capables d'aggraver le mal et de hâter une fin qui n'est déjà que trop inévitable.

OBSERVATIONS

OBSERVATIONS I. (Personnelle). — *Rétrécissement et insuffisance aortique. — Vertiges, céphalalgie.*

Le nommé X..., âgé de 40 ans, porteur aux pompes funèbres, est entré le 8 octobre 1877 à l'hôpital de la Charité, dans le service de M. Hardy, salle Saint-Charles, lit n° 14. Il se plaint de palpitations violentes et de dyspnée.

C'est en 1875 que les premiers désordres apparurent du côté du cœur. Cet homme affirme n'avoir jamais été malade auparavant et n'avoir jamais eu de rhumatisme. Il y a trois mois environ il s'aperçut que ses pieds enflaient et se rendit à la consultation d'un médecin de son quartier, qui lui prescrivit de la digitale. L'enflure diminua peu à peu et finit par disparaître sous l'action de ce traitement; mais le malade ayant suspendu complètement l'emploi de la digitale, les palpitations survinrent avec une grande violence et il se produisit une gêne notable dans la respiration.

Ce malade sait lire et écrire ; il a éprouvé de grands malheurs dans sa vie, ayant perdu presque en même temps sa femme et son fils aîné ; il ne paraît point avoir des habitudes alcooliques ; il déclare, au contraire, qu'il n'a jamais pu faire aucun petit excès de vins ou de liqueurs fortes sans éprouver des vertiges et des éblouissements qui le mettent, dit-il, « dans l'impossibilité de s'amuser avec les camarades. » D'après les renseignements du malade, ces vertiges ne paraissent point tenir à l'ivresse, car pendant l'accès le malade ne perd pas connaissance et il conserve ensuite toute sa raison. Le matin, au saut du lit, il est sujet parfois au même phénomène vertigineux ; il éprouve d'abord des bourdonnements d'oreille, les objets oscillent et tournent autour de lui, il se sent faible et désire s'asseoir. L'accès ne dure chaque fois qu'un moment très-court, mais le malade conserve ensuite une céphalalgie qui persiste tout le reste de la journée.

Le malade se présente à nous dans l'état suivant : c'est un homme maigre, de taille moyenne, ayant le teint pâle et la conjonctive décolorée. A l'auscultation du cœur, on entend un bruit de souffle rude au premier temps et à la base, un autre bruit de souffle au second temps, également à la base. Il y a un peu d'irrégularité dans les battements. La pointe du cœur est portée un peu à gauche et à un centimètre en dehors du mamelon. Les artères ne paraissent point athéromateuses et il n'y a point de cercle sénile de la cornée ; les veines du cou ne sont pas distendues.

Le foie est un peu hypertrophié et déborde de deux travers de doigt les fausses côtes. Le malade éprouve une légère douleur dans l'hypochondre droit.

L'examen de la poitrine donne les signes suivants: il n'y a aucune déformation thoracique ; on n'observe rien d'anormal à la percussion ; à l'auscultation on constate que la respiration est courte ; mais on n'entend aucun souffle ni bruit morbide, si ce n'est quelques râles de bronchite disséminés en arrière. Le malade tousse peu, mais il éprouve une grande oppression et ressent parfois des douleurs à la partie antérieure de la poitrine, en arrière du sternum; il n'y a point d'irradiations dans les épaules.

Le malade éprouve depuis ce matin une céphalalgie qui occupe la partie centrale de la tête, les mâchoires et les yeux ; le point sus-orbitaire est douloureux.

La langue est légèrement blanchâtre ; mais la digestion est facile, bien que l'appétit soit diminué; il y a un peu de constipation.

Le malade accuse un certain affaiblissement de la vue.

Il n'y a a aucune trace de syphilis.

Pas d'albumine dans les urines dont la quantité est un peu au-dessous de la normale.

Le 10, il apparaît un peu d'œdème aux membres inférieurs. Le malade a eu un vertige dans la matinée. Prescription: huile de ricin, infusion de feuilles de digitale, extrait mou de quinquina.

Le 18, l'enflure des jambes a beaucoup diminué, le malade est moins oppressé et demande à sortir de l'hôpital.

OBS. II. (Personnelle). — *Insuffisance mitrale, asystolie. — Troubles cérébraux et visuels.*

La nommée Joséphine, âgée de 53 ans, blanchisseuse, entre le 12 octobre 1877 au service de M. Hardy, salle Sainte-Anne, lit n° 9. Elle se plaint de palpitations.

Mariée à l'âge de 32 ans, elle n'a jamais eu d'enfant. Elle a cessé d'avoir ses règles à 45 ans et la ménopause n'a été accompagnée chez elle d'aucun accident. Depuis cette époque elle s'enrhumait facilement et toussait beaucoup, lorsqu'en juillet 1873 elle fut prise de douleurs articulaires. Ces douleurs envahirent plusieurs articulations (genoux, poignet, épaules) et la malade fut obligée de garder le lit pendant près d'un mois. Durant cette attaque il n'y eut aucun phénomène cérébral manifeste, et, après sa guérison, la malade n'eut aucun trouble encéphalique ; mais elle continuait de tousser. Depuis cette époque, les douleurs revinrent à différents intervalles, mais avec une intensité moindre que la première fois. Vers la fin de novembre 1875, les jambes commencèrent à enfler. En même temps qu'apparut l'œdème se produisirent de violentes palpitations accompagnées de douleurs lombaires. La malade fut soignée chez elle pendant quelque temps, mais elle ne peut dire quel traitement elle a suivi. Enfin, son état s'aggravant, elle entra à l'hôpital.

Cette malade se présente à nous dans l'état suivant :

C'est une femme vigoureusement constituée. La face et les extrémités sont œdématiées et l'on remarque sur les deux jambes un érythème rouge vif. Les veines de la peau sont très-apparentes, la face est d'une pâleur jaunâtre, les pommettes ont néanmoins une légère teinte cyanosée.

Le cœur a des contractions faibles ; on n'observe rien à la base ; mais à la pointe et au premier temps on perçoit un bruit de souffle très-manifeste. La percussion révèle une légère hypertrophie. Le pouls est petit, irrégulier, dépressible, les veines du cou sont dilatées, les artères ne paraissent point athéromateuses.

Les poumons révèlent des signes de congestion intense à la base, la respiration est courte, difficile ; la malade est oppressée,

Les fonctions digestives sont altérées; l'appétit est nul ; la malade a eu la diarrhée les jours précédents.

La position déclive de la tête ne peut pas être tolérée.

Il n'y a pas d'albumine dans les urines.

Le 14, la malade se plaint de ne pouvoir dormir la nuit. Elle est sujette aux cauchemars, se réveille souvent en sursaut et, d'après les renseignements de ses voisines, se met à parler quelquefois toute seule dans son lit. De plus, elle a des mouvements d'impatience après lesquels elle garde un complet silence et ne veut plus répondre aux questions qu'on lui adresse. — Potion au chloral hydraté. Digitale.

Le 16, l'enflure des jambes augmente. La malade est plongée dans l'assoupissement; toute la nuit elle a eu des rêvasseries pendant lesquelles elle a déliré ; elle se plaint de voir trouble et de ne pouvoir nettement discerner les objets ; l'ouïe paraît un peu affaiblie. La force musculaire est un peu diminuée du côté gauche. La malade bredouille, s'exprime difficilement et cherche les mots qu'elle doit employer. L'oppression augmente ; le visage est cyanosé.

L'examen ophthalmoscopique nous révèle une grande dilatation des veines rétiniennes de l'œil droit, avec exsudations blanchâtres autour de la papille. La macula est en partie recouverte par une tache satinée. Au niveau de l'équateur de l'œil, la malade regardant fortement en bas et au dehors, on observe un petit sablé hémorrhagique, qui semble correspondre à l'extrémité d'une petite veine rétinienne.

Le 28, la malade a eu toute la nuit un sommeil agité ; elle a voulu quitter son lit, sous prétexte qu'un rat lui mordait les pieds. La congestion pulmonaire a fait des progrès rapides et l'oppression augmente. Le visage exprime la fatigue, l'abattement et l'indifférence. La digitale a été supprimée il y a trois jours. L'ascite est survenue et accompagne l'œdème des membres inférieurs qui est devenue très-intense Le foie est hypertrophié. Les bruits du cœur sont tumultueux; le pouls veineux du cou est devenu manifeste; les urines sont rares, mais ne contiennent pas d'albumine. Céphalalgie intense, obnubilation de la vue. — Somnolence, puis coma.

La malade succombe dans la nuit du 30, à la suite d'un accès d'orthopnée.

A l'autopsie, on trouve des altérations ainsi réparties :

Cavité crânienne. Les méninges sont rouges, injectés, mais n'adhèrent point à la pulpe cérébrale. On trouve un peu de sérosité dans les ventricules. Pas de trace de ramollissement ni d'hémorrhagie.

Cavité thoracique. Les poumons sont vivement congestionnés et très-œdématiés ; la membrane muqueuse des bronches est épaissie. Le cœur est volumineux ; mais cette hypertrophie apparente est due surtout à la dilatation du ventricule droit. Pas d'adhérence du péricarde, pas d'épanchement dans sa cavité ; quelques plaques laiteuses à la superficie des ventricules. Les valvules sigmoïdes sont saines ; l'orifice mitral est dilaté, ce qui rend la valvule insuffisante. Les artères sont saines.

Les reins ne présentent aucune altération.

Le foie est volumineux ; à la coupe il a l'aspect du *foie muscade*.

Obs. III. (Personnelle).

M. X..., employé de bureau, a 27 ans. A 17 ans il a eu la scarlatine, à la suite de laquelle il éprouva des douleurs rhumatismales. Depuis deux ans il a de violentes palpitations. Il ne tousse point, mais il est sujet à des accès d'oppression. Il a de fréquents étourdissements, surtout quand, après s'être penché vers le sol, il relève la tête ; il éprouve quelquefois de la céphalalgie, des vertiges et des bourdonnements d'oreille qui surviennent surtout le matin. Plusieurs fois déjà, après une longue marche, il s'est aperçu que ses jambes enflaient.

Le malade est sujet à l'insomnie. Dans son lit, il recherche la position déclive de la tête et ne sert jamais d'oreillers. Son sommeil est parfois agité par des cauchemars. Il a fréquemment dans la nuit des hallucinations visuelles ; il croit voir les objets plus éloignés qu'ils ne sont réellement. Souvent, dans ses rêves, il croit tomber d'un lieu élevé dans un précipice, la secousse de la chute le réveille en sursaut, il éprouve des palpitations et se met à pleurer.

Depuis, au dire de sa mère, son caractère s'est beaucoup modifié ; il est devenu sensible, irritable, soupçonneux et ne peut souffrir la moindre contradiction.

Il a le visage pâle, mais son corps est vigoureux. Son intelligence est très-développée ; le malade aime beaucoup la lecture, mais il ne peut plus fixer longtemps son attention sur un livre sans se fatiguer les yeux et l'esprit. Tout travail intellectuel prolongé lui est devenu pénible.

A l'auscultation du cœur, on trouve un bruit de souffle au premier temps ; ce souffle conserve une égale intensité à la base et à la pointe. Pas d'irrégularité.

Le foie n'est point hypertrophié.

Les urines sont normales.

Obs. IV. (Personnelle). — *Insuffisance aortique et rétrécissement mitral. — Mélancolie.*

Mlle X..., ouvrière, âgée de 23 ans, a éprouvé à l'âge de 19 ans une violente attaque de rhumatisme polyarticulaire aigu qui n'a été accompagnée d'aucune complication cérébrale. Cette attaque a duré 20 à 25 jours pendant lesquels la malade a gardé le lit.

Mlle X... vit avec sa mère ; celle-ci nous déclare que sa fille a toujours été bien réglée et n'a jamais eu de troubles nerveux avant l'âge de 21 ans ; elle a toujours fait preuve d'un excellent caractère, se montrant douce, obéissante, dévouée et pleine de modestie. Elle a reçu une bonne instruction, jusqu'au moment où des revers de fortune ont obligé ses parents à la faire entrer dans un magasin de modes.

Il n'y a jamais eu d'aliénés dans la famille ; le père est mort d'une « hypertrophie du cœur », la mère est bien portante.

Depuis deux ans, sans aucune cause morale appréciable, Mademoiselle X... est tombée à plusieurs reprises dans un état de tristesse et de mélancolie qui a duré chaque fois de cinq à huit jours, pendant lesquels la malade refuse de se rendre à son travail. Elle demeure alors toute la journée dans sa chambre, assise dans un coin, les yeux fixés et tournés vers la terre, dans un mutisme complet, refusant souvent de prendre aucune nourriture et paraissant étrangère à tout ce qui l'entoure.

Dans l'intervalle de ces accès, Mlle X... accuse parfois une grande oppression et des palpitations de cœur.

Le 23 octobre nous trouvons Mlle X... plongée de nouveau dans son état de mélancolie. Depuis deux jours elle a abandonné son travail. Elle est assise dans son lit, le teint pâle, les yeux ouverts et fixés avec hébétude sur ses draps. Le visage exprime l'indifférence la plus complète. Nous lui adressons plusieurs questions qu'elle ne paraît point entendre; nous éle vons la voix en répétant les mêmes questions, la malade garde un silence obstiné et nous tourne le dos. Nous réussissons néanmoins à la faire se coucher, nous lui découvrons les jambes et, à la pression, nous constatons un peu d'œdème au pourtour des malléoles.

A l'auscuscultation du cœur on trouve un bruit de souffle très-rude au deuxième temps et à la base ; vers la pointe le même souffle se prolonge en un grondement sourd ; le premier claquement est faible. Les mouvements du cœur sont tumultueux, parfois irréguliers. La pointe bat dans le sixième espace intercostal, à trois centimètres en dehors du mamelon.

A l'auscultation des poumons, on constate des râles muqueux à la base. La malade tousse, mais ne crache point. Il n'y a pas de fièvre.

Les urines sont normales.

Vésicatoires. Injection de morphine. Bromure de potassium.

Le 24, nous observons un mieux sensible. La malade a dormi toute la nuit, elle mange un peu plus et tousse beaucoup moins. Elle se plaint de souffrir de la tête.

Le 3 décembre, la malade part avec sa mère pour Lyon où elle est soumise à un traitement par la digitale.

On nous a appris depuis que l'œdème fait des progrès et que les accès de suffocation sont devenus plus intenses. La mélancolie n'a pas reparu, mais la céphalalgie persiste et la malade ne dort pas.

Les trois observations suivantes, inédites, appartiennent à M. le professeur Charcot, qui a eu l'obligeance de nous les communiquer.

Obs. V. — *Vertige cardiaque.* — *Insuffisance mitrale.*

M. X..., 56 ans, s'est aperçu que, depuis 1867, il éprouve, le matin au réveil, un vertige particulier qui se montre spécialement quand la tête est renversée en arrière, et qui consiste en un sentiment de rotation d'un côté ou de l'autre. Ce sentiment de rotation est précédé d'une grande somnolence, quand il se montre dans la journée, et se termine par des bâillements.

M. X... n'a jamais fait de maladies grave; il a eu seulement, à un moment donné, un gonflement douloureux du talon droit. Il éprouve parfois des troubles gastriques peu caractérisés, mais constitués souvent par une sorte de *fringale*. Il n'a jamais eu d'œdème des pieds, ni de paralysie d'aucune sorte. La céphalalgie fait complètement défaut, Pas de palpitations, mais des sifflements et des murmures dans les deux oreilles. Le sommeil n'est point troublé. M. X... éprouve un peu de difficulté à monter les escaliers.

A l'auscultation du cœur, on constate des battements réguliers et forts. A la pointe on perçoit un bruit de souffle très net au premier temps; le deuxième bruit est normal.

A la percussion on découvre une diminution assez considérable du foie.

Les urines sont claires et ne contiennent ni sucre, ni albumine.

Obs. VI. — *Affection mitrale, oppression.* — *Vertige cardiaque.*

Le colonel X... a fait de 1860 à 1870 des excès de travail de 9 heures du soir à 5 heures du matin. Il n'en a pas été affecté, mais, peu de temps après Metz, il éprouve des vertiges en Allemagne.

Comme maladie antérieure, il a eu un gonflement de l'épaule gauche qu'il appelle rhumatisme et des douleurs dans les orteils qu'il appelle goutte. Son estomac est souvent dérangé; il n'a jamais eu d'œdème des pieds.

Les vertiges le prennent habituellement le matin, dans son lit: il croit alors que sa tête se déplace de gauche à droite, comme s'il allait tomber de ce côté. Il est ordinairement prévenu de l'approche de son accès par un sifflement d'oreille et une oppression précordiale. Après le vertige il éprouve des battements du cœur. Ces accès viennent de temps à autre dans le jour.

A l'ausculation du cœur on constate à la pointe un bruit de souffle doux, mais très-net. Le pouls est régulier, plutôt lent.

Quand M. X. . est gêné dans sa respiration, il éprouve une pesanteur à la tête qu'il appelle congestion.

Les amers, la teinture de Baumé et les affusions froides sur la région précordiale ont amené souvent une amélioration.

A un moment donné les symptômes d'anémie ont été traités avec avantage par le fer.

Pendant la nuit, le malade a souvent des rêves vertigineux : il serait sur un lieu élevé et menacerait de tomber.

Obs. VII. — *Insuffisance mitrale. — Insomnie opiniâtre.*

Mme H... de l'île d'Oléron, est une petite femme maigre, âgée de 69 ans, qui se présente à la consultation de M. le professeur Charcot le 26 avril 1875.

Sans avoir jamais présenté des symptômes de rhumatisme aigu, Mme H .. porte aux extrémités des doigts des nodosités d'Heberden. Elle a toujours joui d'une très-bonne santé et a donné naissance à un fils qui parait d'une force extraordinaire.

Elle porte au sein droit une tumeur un peu douloureuse à la pression, saillante, et sur la nature de laquelle on n'a aucun renseignement. On l'adresse à M. Lannelongue pour cette dernière affection. Ce n'est pas d'ailleurs pour sa tumeur que Mme H... vient consulter.

Elle se plaint d'insomnies opiniâtres qui ne sont liées à aucune douleur, mais accompagnées de sensations d'anxiété précordiale. Ce dernier phénomène ne parait accompagné ni suivi de palpitations cardiaques ; mais Mme H... a remarqué que son cœur devient parfois irrégulier. La malade est émotionnée au moment où nous la voyons.

A l'auscultation on trouve le cœur battant un peu fort avec des irrégularités et des intermittences. En outre on perçoit à la pointe et au premier temps un bruit de souffle très-vif. Il n'existe rien de semblable au niveau des valvules aortiques.

Il n'y a pas d'œdème des pieds, pas de trouble sensible de la circulation pulmonaire.

Mme H... a l'intelligence vive, la mémoire sûre et prompte ; elle est encore très-alerte pour son âge.

Le 21 août 1875. Les urines sont examinées : celles du soir sont pâles et ne contiennent ni sucre ni albumine ; celles du matin sont plus colorées et en apparence plus denses, mais ne contiennent également ni sucre ni albumine.

Traitement : Granule de digitaline quatre jours par semaine ; deux jours une granule et les deux autres jours qui suivent, deux granules. Infusion de valériane.

Les deux observations suivantes recueillies par M. Davaine, interne des hôpitaux, nous ont été communiquées par M. le Dr Aug. Ollivier à qui nous présentons nos sincères remerciements.

Obs. VIII. — *Insuffisance mitrale, asystolie. — Troubles cérébraux. — Autopsie.*

La nommée Belleville (Geneviève), âgée de 81 ans, est entrée une première fois, le 17 février 1874, au service de M. Aug. Ollivier (hospice des Incurables, à Ivry-sur-Seine, salle Ste-Geneviève, lit n° 15).

Antécédents. Cette malade, menstruée à l'âge de 16 ans, a vu ses règles disparaître à un âge « assez avancé », dit-elle, mais qu'elle ne peut préciser d'une manière exacte. Jusqu'alors elle avait toujours été bien réglée. Elle nous affirme n'avoir jamais eu d'enfants; elle n'a jamais fait de maladies aiguës, nerveuses, rhumatismales, fébriles ou autres. Elle est sourde depuis 30 ans environ ; cette surdité qui a d'abord commencé du côté gauche est aujourd'hui complète des deux côtés. La malade a toujours manifesté un caractère irritable : elle s'emportait facilement, mais ne présentait aucun trouble intellectuel et ne divaguait jamais.

Depuis 18 mois qu'elle est à l'hôpital, elle se plaint de dypsnée. Elle raconte qu'à la suite d'une chute, elle eut des palpitations cardiaques ; jusqu'alors elle n'avait rien éprouvé du côté du cœur et n'avait jamais eu d'œdème. Cette chute eut lieu, il y a environ six mois, et la malade rapporte à cette date le début de ses accidents.

État actuel. La malade se présente à nous dans l'état suivant :

La dyspnée est assez intense. Au moindre mouvement, la malade est essoufflée et accuse des palpitations. A la percussion on constate une légère augmentation de la matité précordiale. La palpation révèle un abaissement de la pointe du cœur qui bat entre le sixième et le septième espace intercostal. A l'auscultation les battements du cœur paraissent irréguliers et il est difficile de distinguer nettement le moment où se produisent les bruits anormaux ; cependant on finit, à force d'attention, par découvrir au premier temps un bruit de souffle à la pointe. Le pouls est petit, fréquent, irrégulier ; les artères sont indurées et athéromateuses.

Il n'y a pas d'ascite, pas d'œdème des jambes ni de la face.

A l'auscultation de la poitrine on constate quelques râles sous-crépitants disséminés. Il n'existe pas de troubles digestifs ; pas de diarrhée. Le foie nous semble légèrement augmenté de volume. L'examen des urines ne fait découvrir ni sucre ni albumine.

La malade est très-irritable et ne se prête point facilement à nos explorations.

Le 1er mars. La diarrhée se déclare et dure cinq jours. Les selles sont très-liquides.

Le 5. La diarrhée disparait, mais nous constatons des traces d'œdème dans les membres inférieurs, surtout au niveau des malléoles. Le lendemain, la malade se plaint d'une petite excoriation qui siége au sacrum. Dans le courant de la journée, elle est prise tout à coup d'un accès de délire; elle entre en fureur et veut sortir de l'hôpital. On est obligé de lui mettre la camisole de force. Son visage est injecté ; la température reste néanmoins à 36°. L'agitation persiste toute la soirée ; mais, le lendemain matin, le calme reparaît. Prescription : potion avec teinture de digitale et vin diurétique.

Les jours suivants, l'œdème persiste et la malade est toujours très-irritable. Le 14 mars, l'œdème diminue ; mais il survient un nouvel accès de délire : la malade ne veut pas répondre aux questions qu'on lui adresse ; elle fait des efforts pour quitter son lit et on est obligé de lui mettre de nouveau la camisole de force. Cet état persiste les jours suivants jusqu'au 26 mars, époque à laquelle se produit une légère amélioration avec diminution plus considérable de l'œdème malléolaire ; on enlève alors la camisole.

Le 1 avril, l'amélioration est à peu près complète et il n'y a plus d'œdème ; l'intelligence et le calme ont reparu. La malade quitte nos salles.

Nous la voyons entrer de nouveau, plusieurs jours après, (20 avril), dans l'état suivant :

La face est œdématiée, les paupières sont tuméfiées, les lèvres cyanosées, les jambes enflées avec quelques traces d'érythèmes. On constate un peu d'œdème de la paroi abdominale. Pas de troubles digestifs, pas de diarrhée. Les urines sont examinées : elles contiennent un léger nuage d'albumine. A l'auscultation de la poitrine, on découvre quelques râles sous-crépitants disséminés. La dyspnée est assez forte, mais n'empêche point cependant la malade de conserver la position horizontale. Les pulsations du cœur sont très-énergiques et peuvent être perçues facilement à la palpation. Les battements du cœur sont très-irréguliers dans leur ensemble, mais réguliers à certains moments ; il existe un bruit de souffle en jet de vapeur au premier temps et à la base. Il n'y a pas de pouls veineux très-manifeste. L'artère sous-clavière gauche est athéromateuse ; ses battements peuvent être perçus au-dessus de la clavicule.

Le 2 mai. Les battements du cœur sont tumultueux. Il existe un bruit de souffle systolique à la pointe. Les râles sous-crépitants sont surtout marqués à la partie moyenne du poumon gauche ; à ce niveau on constate un peu de submatité. Dyspnée intense. On compte 60 respirations par minute. Orthopnée. Infiltration œdémateuse très-marquée des membres inférieurs. L'œdème a envahi les membres supérieurs et la paroi thoracique. La tuméfaction est plus prononcée aux paupières.

Le 8. Les battements du cœur sont très précipités et il est difficile de distinguer à quel moment se produit le bruit de souffle. L'œdème est généralisé et atteint des proportions considérables. Il y a des escharres gangréneuses au sacrum et au niveau du talon droit. Plaques d'érythème sur cette dernière partie. La dyspnée est moins intense. Les râles sous-crépitants sont surtout marqués à gauche.

Deux jours après (10 mai), la malade tombe dans la stupeur et ne peut répondre à nos questions. Les battements du cœur sont tumultueux ; l'œdème fait encore des progrès ; la dyspnée augmente. A la base du poumon gauche on entend des râles sous-crépitants fins. Le lendemain nous trouvons la malade considérablement oppressée. Il y a 42 respirations par minute. La mort arrive dans la soirée.

Autopsie. — L'autopsie pratiquée 24 heures après la mort nous fait découvrir les lésions suivantes :

Cerveau. — Après l'ablation de la dure-mère, il s'écoule une quantité assez grande de liquide qui s'est surtout accumulé dans les fosses occipitales. Les veines sont très-dilatées et pleines d'un sang noirâtre. La pie-mère est infiltrée, gorgée de sang, et se présente sous l'aspect d'une gelée formant une couche d'une épaisseur de 4 millimètres environ ; cet état est surtout marqué à la partie occipitale du cerveau. Un liquide blanc remplit les sillons intermédiaires aux circonvolutions, ainsi que les espaces sous-arachnoïdiens, et distend la pie-mère qui se détache facilement. A la partie antérieure du cerveau l'œdème est peu marqué.

La substance grise des circonvolutions n'est pas ramollie ; le tissu est au contraire ferme et résistant : l'empreinte du doigt ne peut s'y conserver. A la coupe, on constate que le tissu cérébral est injecté. Il existe un pointillé sanguin très-marqué dans les couches optiques et le corps strié du côté droit (état sablé). Dans le corps strié du côté gauche il existe un foyer de ramollissement qui forme une lacune pouvant loger un petit pois.

Les ventricules cérébraux ne sont pas dilatés ; ils ont conservé leur forme normale. Ils ne contiennent pas une quantité anormale de liquide.

Poumons. — Le poumon droit pèse 550 grammes. Il n'y a pas trace de pleurésie. Il existe un œdème très-marqué du poumon : une sérosité très-abondante s'écoule au moment où l'on fait la section. La congestion est très-intense et surtout marquée à la base du poumon. On ne trouve point d'infarctus.

Le poumon gauche pèse 770 grammes. La plèvre de ce côté présente un aspect blanchâtre ; elle est indurée, épaissie dans le tiers inférieur. On observe une cicatrice au niveau du tiers inférieur et à la face externe du poumon. La cavité pleurale contient une petite quantité de liquide avec quelques flocons gélatineux. A la coupe, et au niveau de la cicatrice, le tissu pulmonaire est plus consistant. Il existe en ce point un véritable noyau, une sorte de tumeur du volume d'une noix environ. Le tissu de cette tumeur présente au centre une couleur assez foncée et à sa périphérie un aspect plus pâle. L'infarctus détaché et mis dans l'eau tombe au fond du vase. La pleurésie qui n'est nullement ancienne n'atteint que le tiers inférieur de la plèvre et semble avoir eu son point de départ dans l'infarctus. Dans la partie de l'artère pulmonaire correspondant au tissu occupé par l'infarctus, il existe un noyau ancien adhérent, couleur de peau de chamois, et présentant un kyste central. Le lobe moyen du poumon présente sur la surface de section une teinte noirâtre qui offre l'aspect de la truffe. Le tissu pulmonaire qui entoure cette partie en est nettement séparé. Cet autre infractus qui paraît d'origine récente a le volume d'une grosse pomme. Le tissu environnant est congestionné. Le reste du poumon gauche présente un œdème assez marqué et une congestion très-intense.

Cœur. — Le cœur pèse 500 grammes. Il est hypertrophié. Les oreillettes sont notablement dilatées : le cœur gauche et surtout l'oreillette gauche présentent leur maximum de dilatation. La valvule mitrale est insuffisante ; les valves sont déchiquetées, indivises sur les bords : les cordages tendineux sont épaissis et adhérents aux parois ventriculaires. Il existe en outre une insuffisance de la valvule tricuspide. Il n'y a pas insuffisance aortique. Les artères coronaires sont légèrement athéromateuses. Dans les auricules on observe des caillots anciens, qui sont de plus solidement intriqués dans les cordages tendineux.

Le foie pèse 1,320 grammes. Il est le siége d'une congestion intense.

La rate est légèrement ramollie ; on observe de la périsplénite.

La muqueuse de l'intestin présente une congestion intense.

Obs. IX. (Inédite.) — *Emphysème pulmonaire. — Dilatation du cœur droit. — Insuffisance tricuspide et mitrale. — Insomnie, somnolence, subdelirium. — Autopsie : congestion des méninges.*

La nommée Dumussy, âgée de 82 ans, est entrée le 4 juin 1874 au service de M. Aug. Ollivier, salle Sainte-Geneviève, lit n° 11.

Antécédents. — Cette malade a été menstruée depuis l'âge de 18 ans jusqu'à 42 ans. Les règles ont toujours été fort régulières; seulement la malade avait parfois des pertes blanches.

Aucune maladie n'a précédé ou accompagné chez elle l'établissement de la menstruation non plus que la ménopause.

Elle a eu onze enfants qui sont tous morts de diverses maladies, les uns tout jeunes, les plus vieux vers l'âge de 40 ans.

Les antécédents morbides, à sa souvenance, se réduisent à une maladie fébrile non spécifiée qu'elle a eue, il y a douze ans environ. De cette maladie date l'origine d'un catarrhe chronique qui a fait depuis des progrès lents, mais continus. La malade attribue ce catarrhe à la profession de cuisinière qu'elle exerçait et dans laquelle, habitant un sous-sol, et étant exposée à de brusques variations de température, elle prenait facilement chaud et froid. Elle n'a jamais eu de douleurs rhumatismales.

Elle était d'un tempérament calme, peu impressionnable, et n'a jamais fait de maladies nerveuses.

Depuis un mois environ, ses jambes se sont œdématiées, ainsi que sa figure ; l'oppression est devenue plus grande ; elle à éprouvé de la céphalalgie, de l'engourdissement et une somnolence inaccoutumée.

Etat actuel. — La face est bouffie, œdématiée, les paupières sont tuméfiées et les lèvres légèrement cyanosées. Les membres inférieurs sont le siége d'un œdème considérable qui remonte jusqu'au-dessus des genoux. Il y a un peu d'œdème des parois abdominales. Pas d'ascite. Rien aux membres supérieurs.

La langue est chargée, blanchâtre, la salivation est abondante, la soif modérée ; la malade perçoit dans la bouche un goût amer et pâteux. L'appétit est presque nul, depuis trois semaines environ la malade ne mange presque plus ; les digestions sont longues et difficiles. Pas de douleurs dans le ventre; il y a des alternatives de constipation et de diarrhée.

Les urines sont peu abondantes; elles ne contiennent ni sucre ni albumine.

La dyspnée est assez intense, les mouvements respiratoires sont peu profonds. L'expectoration thoracique est abondante; elle est formée de gros crachats nummulaires, jaunâtres, visqueux, homogènes, peu aérés, qui sont rendus en plus grande abondance le matin. La poitrine n'est pas déformée. La percussion donne en avant une sonorité assez grande. En arrière, des deux côtés aussi, il y a de la submatité. A l'auscultation, en avant comme en arrière et des deux côtés, on entend, disseminés dans la poitrine, des râles sibilants et de gros râles muqueux, qui sont plus abondants à la base. La matité mesure en hauteur environ six travers de doigt et environ sept en largeur.

A l'auscultation du cœur, on constate que les claquements valvulaires sont sourds et peu éclatants. Il y a de l'irrégularité et des intermittences fréquentes dans les battements. On n'entend aucun bruit anormal, pas plus à la base qu'à la pointe.

La malade se tient habituellement dans le décubitus latéral, la dyspnée augmentant dans le décubitus dorsal.

20 juin. Les jambes ont considérablement enflé depuis quelques jours. La peau est tendue, sèche, luisante, froide.

La gêne respiratoire est plus accentuée. L'inspiration est peu profonde. Les crachats sont peu adhérents au vase, non aérés. Les vibrations thoraciques sont augmentées. A la percussion de la poitrine, on constate une sonorité assez grande en avant, une matité à eu près complète dans la moitié inférieure des deux poumons. A l'auscultation, on entend en avant de gros râles muqueux très-abondants avec sibilance considérable. En arrière, les râles muqueux fort gros sont encore plus abondants; pas de sibilance; vers la base, les râles prennent le caractère de râles muqueux.

Prescription: infusion de digitale, 0,40 centigrammes. Potion cordiale.

3 juillet. Les jambes sont dans le même état. On fait une piqûre d'épingle à chaque jambe, à la partie interne du tendon d'Achille.

Les garde-robes sont peu abondantes. L'appétit est nul, la soif modérée. Prescription: eau-de-vie allemande, 15 grammes.

Depuis quelques jours la malade est dans une somnolence presque continuelle pendant la journée. Assise sur un fauteuil, elle penche la tête sur sa poitrine et répond à peine aux questions qu'on lui adresse.

Les bruits du cœur n'ont pas changé : on n'entend pas de souffle. D'ailleurs les râles sont si abondants que l'auscultation du cœur est difficile.

La face est bouffie, fortement œdématiée ; les lèvres sont bleuâtres. Il y a un peu d'algidité.

5 juillet. L'écoulement de sérosité par les piqûres a été fort abondant ; cependant l'œdème a peu diminué. Il est survenu de l'érythème mêlé d'un peu de purpura, abondant surtout à la jambe gauche.

Le 19. La somnolence est continuelle pendant le jour, il y a de l'insomnie pendant la nuit.

La face est bouffie, les paupières très-gonflées, les lèvres bleuâtres, le nez complètement froid. L'algidité s'est étendue aux extrémités.

Malgré la poudre d'amidon dont on a saupoudré les jambes, l'érythème y a persisté.

Prescription : vingt ventouses sèches.

Le 20. Durant toute la nuit dernière, il y a eu du subdélirium et de l'agitation ; la malade est tombée de son lit.

A la visite du matin on la trouve très-affaissée, répondant à peine aux questions qu'on lui adresse. C'est tout au plus si elle ouvre les yeux lorsqu'on l'appelle.

La malade meurt tout d'un coup à 11 heures du matin.

Autopsie.— L'autopsie, pratiquée 41 heures après la mort, révèle les lésions suivantes :

Il n'y a pas de rigidité cadavérique.

On observe des traces de décomposition assez avancée surtout à l'abdomen.

Encéphale. — On constate une congestion veineuse abondante sous le péricrâne. Les sinus de la dure-mère sont gorgés d'un sang noir et épais. La dure-mère incisée laisse écouler une notable quantité de sérosité. Sous la pie-mère, il y a une suffusion sanguine abondante, principalement des lobes frontaux. La pie-mère enlevée, ces plaques de sang disparaissent.

Le cerveau pèse 1,300 grammes, sans les méninges. La couche périphérique est altérée, comme ulcérée en un grand nombre de points, mais principalement là où la suffusion sanguine était la plus abondante. En incisant la substance cérèbrale, on constate que ses vaisseaux sont gorgés de sang. Il n'y a aucun foyer hémorrhagique.

Cœur. — Le cœur pèse 520 grammes. Le tissu musculaire est fort pâle et présente des reflets irisés.

Le cœur droit est dilaté. L'orifice tricuspide laisse passer aisément trois doigts ; ses valvules sont entièrement intactes. L'oreillette et le ventricule droit contiennent du sang noir en grande abondance.

Le cœur gauche est en diastole. Le bord droit de la valvule mitrale est épaissi ; la valvule elle-même est un peu insuffisante.

L'aorte est saine à son origine. Au niveau de sa courbure, on observe des plaques d'athérome abondantes et épaisses.

Poumon. — Le poumon droit pèse 420 grammes et le gauche 560 grammes. Tous deux présentent un emphysème considérable de leur lobe superieur et de leur bord antérieur. Le lobe inférieur gauche, les deux lobes inférieurs à droite sont un peu emphysémateux. Ils présentent surtout une congestion intense avec œdème. A la base du lobe inférieur gauche, le tissu est induré, lourd, peu friable, d'aspect grisâtre.

Plèvres — On trouve des adhérences abondantes sur tous les points de la plèvre gauche ; il n'y a pas d'épanchement. Sur la plèvre droite on rencontre des adhérences en avant ; à la partie postérieure et inférieure on trouve un quart de litre de sérosité.

Abdomen. — Les parois abdominales sont fortement chargées de graisse et très-infiltrées Dans la cavité péritonéale il y a environ 1 litre de liquide. Le tube digestif ne présente rien d'anormal.

Le foie pèse 950 gr., le rein droit 150 gr., le rein gauche 140 gr., la rate 90 gr. Ces organes n'offrent rien de particulier, au point de vue de leur texture. Le foie est globuleux, déformé. La rate est dense, ferme; sa capsule est notablement épaissie. Tous ces organes sont le siége d'une congestion intense.

L'observation suivante a été recueillie par M. Dreyfus-Brissach, interne du service de M. le professeur Gubler.

OBS, X. — *Iusuffisance et rétrécissement aortiques ; hypertrophie cardiaque. — Céphalalgie, bourdonnements d'oreille, faiblesse générale. — Succès du traitement opiacé.* (Journal de thérapeutique du professeur Gubler, 1887, n° 21, p. 811.)

Mat..., institutrice. 22 àns, entre le 1er juin 1877, salle Sainte-Marthe, n° 19, servise de M. Gubler.

La malade instruite et intelligente, donne de bons renseignements sur ses antécédents. Dès l'âge de 5 ans, elle s'essoufflait facilement et était sujette à de violentes palpitations. Pendant son adolescence, constamment souffrante, elle fut souvent traitée par la digitale.

Elle avait de fréquentes et abondantes épistaxis, qui devinrent plus rares lorsque la menstruation s'établit, à l'âge de 19 ans, et ne se reproduisent plus guère depuis un ans ; menstruation à peu près normale.

Il y a trois ans, rhumatisme articulaire aigu qui la tint au lit pendant une année. Après une période d'amélioration qui dura plus de deux ans, elle fut reprise, à la fin de 1876, d'oppression, de palpitations avec œdème léger des membres inférieurs.

Elle entra dans le service de M. Vulpian, où, sans doute en raison de son tempérament profondément nerveux, on lui administra, sans grand succès, le bromure de potassium. La digitale, du reste, est, dit-elle, sans efficacité depuis quelques années. Elle sortit de la Charité, mais quinze jours plus tard se voyait forcée de rentrer à l'hôpital.

C'est une femme très-impressionnable, qui ressent très-vivement toute contrariété. Elle a eu, dans ces derniers temps, plusieurs attaques dont il est difficile de préciser la nature. Tout en conservant sa connaissance, elle perdit l'usage de ses membres et de la parole. La dernière de ces attaques, qui a duré deux heures, a eu lieu huit jours avant son entrée à Beaujon. Elle est très-oppressée au moindre effort, se plaint de céphalées fréquentes, de bourdonnements dans les oreilles, d'un sentiment de faiblesse générale. Le soir, les membres inférieurs sont légèrement œdématiés.

En voyant battre avec force les deux carotides, surtout la droite, on songe immédiatement à une affection aortique. On perçoit au niveau de la base, dans le deuxième espace intercostal droit, un souffle très-intense qui paraît occuper les deux temps. Il se prolonge vers la pointe, mais en s'atténuant progressivement. A la percussion, on constate une augmentation notable de volume du cœur. A la palpation, frémissement intense au niveau de la base du cœur.

Le pouls a tous les caractères du pouls de Corrigan ; de plus, suivant l'expression de M. Gubler, il est *très-mobile*. Avant la visite, on compte 120 à 130 pulsations : l'émotion qu'elle éprouve au moment où le chef de service s'approche de son lit suffit à les porter à 150 et 160.

Du 2 au 7 juin, on lui donne un julep contenant 20 gouttes de teinture de digitale. Il n'y a aucune amélioration.

Le 9, on lui fait une injection de chlorhydrate de morphine (1 centigramme). L'oppression diminue, mais la malade reste pendant 24 heures dans la somnolence avec nausées et profond malaise.

Le 11 et le 12, tenant compte de cette impressionnabilité, on essaye de la vératrine à la dose de 0 gr. 04 en 8 pilules. Pas de résultats appréciables ; toujours grande oppression et pouls entre 120 et 150.

Enfin, du 14 au 19 juin, la malade est soumise de nouveau au traitement opiacé. Elle prend matin et soir 5 gouttes de teinture thébaïque. Les bons effets de cette médication se font rapidement sentir. L'oppression diminue, les palpitations sont beaucoup moins violentes ; elle peut rester debout toute la journée et dort assez bien la nuit. Le pouls tombe successivement à 100, 80, 75 pulsaions.

Cependant la malade accusant une sensation de somnolence et

d'apathie croissantes, on abaisse la dose de 10 à 5 gouttes et on la supprime le lendemain.

Du 20 au 24 la malade se sent beaucoup mieux portante; mais elle a une diarrhée très-abondante qui nécessite l'emploi de bols de diascordium et sous-nitrate de bismuth. Le flux intestinal s'arrête le 24 juin, le 25 juin la malade ne prend plus aucun traitement et descend au jardin.

Elle sortit au commencement de juillet : les nouvelles que nous eûmes de la malade le 15 juillet étaient très-satisfaisantes.

Obs. XI. — *Lésion mitrale et aortique anciennes, aortite. — Vertige et insomnie. — Attaque intermittente de rhumatisme articulaire.* (Thèse de Paris, H. Léger. Étude sur l'aortite aigue, 1877.)

Mlle Joséphine, 39 ans, couturière, n'a jamais été d'une brillante santé. Pâle, chlorotique dans sa jeunesse, elle a toujours eu des règles peu abondantes, quoique régulières et perdait en blanc dans l'intervalle. Jamais elle n'a eu d'affection sous la dépendance de la diathèse rhumatismale et pourtant, depuis sept ans, elle éprouve des accidents qui peuvent se rattacher à une affection du cœur. Il lui passe tout à coup un brouillard devant les yeux ; elle est prise de vertiges qui lui rendent un appui nécessaire et perd connaissance. Au bout de quelques minutes elle revient à elle et il ne lui reste que des traces passagères de son malaise. Elle est avertie de ces crises par des bouffées subites de chaleur à la face. Avec cela aucun symptôme hystérique et rien qui puisse faire supposer des attaques du mal comitial.

Depuis dix-huit mois, il lui est survenu des palpitations, les malléoles sont parfois un peu enflées et ces troubles l'engagent à entrer à l'hôpital, dans le service de M. le Dr Bucquoy.

La malade est extrêmement pâle, ses muqueuses sont décolorées. Elle se plaint de malaise général, de sueurs continuelles, et de palpitations.

La pointe du cœur bat dans le sixième espace intercostal. A son niveau on entend un bruit de souffle systolique, assez limité, perceptible à la main et accompagné d'un grand roulement présystolique très-marqué. A la base, double murmure, le premier assez rude, se propageant dans les vaisseaux du cou, le deuxième plus doux, ayant son maximum au bord gauche du sternum dans le quatrième espace intercostal, ne paraissant pas être un bruit propagé de la base et semblant né sur place à ce niveau (frottement au bruit de l'orifice mitral).

Absence d'œdème et de congestions viscérales. Pouls dépressible et bondissant. Bromure de potassium et arséniate de soude.

Le 6 mars 1877. Avec quelques symptômes de névralgie faciale, la malade ressent pour la première fois une douleur assez vive au niveau de la région précordiale, s'irradiant dans l'épaule gauche et presque jusqu'au coude et dans les doigts qui ont été toute la nuit le siége de fourmillements.

La pression au-dessus de la clavicule sur le trajet du phrénique est pénible des deux côtés, mais surtout à gauche.

A droite du sternum, au niveau du deuxième espace intercostal, on perçoit une matité très-nette, limitée à deux travers de doigt à droite du sternum, et bien séparée de la matité cardiaque. Ce point de matité concorde avec le maximum du bruit systotique de la base. Celui-ci est plus rude, plus intense qu'à l'entrée de la malade et se prolonge dans les vaisseaux du cou. Le bruit de souffle du second temps est toujours plus doux, mais il est bien plus difficile de localiser son maximum vers le bord gauche du sternum, comme dans les premiers jours.

Injection de morphine.

Le 10. Depuis deux jours il n'est pas survenu de redoublements douloureux. Mais la gêne autour de la poitrine, à la base, persiste. Sueurs abondantes. Insomnie absolue. Pupilles égales. P. Chloral, 2 grammes.

L'état s'améliore un peu et la malade réclame sa sortie le 10 avril.

Elle rentre le 10 mai. Pendant son séjour chez elle, les crises douloureuses n'ont pas reparu. Mais elle rentre avec des douleurs et du gonflement dans les genoux, le cou-de-pied et les épaules. C'est la première attaque de rhumatisme qu'elle ait eue de sa vie. Les souffles cardiaques de la pointe et de la base n'ont pas changé de caractères. Au niveau du deuxième espace intercostal droit, il existe toujours un double bruit de souffle qui s'entend même dans les vaisseaux du cou.

Le 23. Les articulations sont à peine sensibles ; pendant toute cette attaque il n'y avait eu aucun phénomène angineux ; aujourd'hui après le repas du soir, douleur violente au cœur avec sensation de battements précipités, tendance à la syncope, douleur de l'épaule sans irradiation dans le bras, mais s'étendant à tout le côté correspondant de la tête. La crise dure un quart d'heure. Ces phénomènes se répètent les jours suivants à la même heure et avec le même aspect.

Injection de morphine. Malgré la persistance de cet état, la malade réclame absolument sa sortie, le 17 juin.

Obs. XII. — *Insuffisance mitrale et aortique. — Céphalalgie, délire, insomnie.* (Thèse de Paris, 1875. G.-P. Tourtelot. De la coïncidence des lésions mitrales et aortiques.)

Le nommé F. Jandeur (Mathieu), âgé de 39 ans, serrurier, et d'une forte constitution, entre le 16 mars 1874, salle Saint-Paul, lit n° 3, à l'hôpital de la Pitié, dans le service de M. le professeur Lasègue.

Antécédents. Petite fluxion de poitrine, il y a cinq ans, pour laquelle il a été soigné à l'hôpital Necker par M. Lasègue. N'a jamais eu de rhumatisme. Il y a quatre mois environ, il est entré à l'hôpital de la Pitié dans le service de M. Desnos pour une affection du cœur qui, dit-il, est survenue graduellement en s'accompagnant d'œdème des pieds et des jambes, le soir ; de plus il avait quelquefois de l'oppression qui, à un moment donné, est devenu intolérable et l'a obligé de rentrer à l'hôpital où il reste pendant trois mois. Il en sort le 6 mars avec une amélioration considérable. Dès le lendemain de sa sortie il voulut recommencer à travailler, mais l'œdème reparut bien vite aux membres inférieurs et alla toujours croissant en même temps que l'oppression, jusqu'au jour où il est obligé d'entrer de nouveau à l'hôpital le 16 mars 1874.

Etat actuel. A l'entrée du malade, on constate un œdème considérable occupant tout le corps. La face elle-même est bouffie et blême. A l'examen des organes de l'abdomen, nous trouvons le foie et la rate normaux. Pas de diarrhée ni de constipation. Outre l'œdème des parois abdominales, on trouve du liquide épanché dans la cavité péritonéale. En un mot, il y a de l'ascite.

A l'auscultation de la poitrine, on trouve à la base des poumons quelques râles sous-crépitants, signes de l'œdème pulmonaire.

Matité au même niveau. L'expectoration est visqueuse et abondante. La dyspnée n'est pas très-intense.

A l'examen du cœur, on trouve que celui-ci est hypertrophié. A l'auscultation, on entend à la base et au deuxième temps un bruit anormal qui ne se traduit pas par un souffle vrai ; mais par une sorte de bruit de guimbarde qui va en se perdant vers la moitié de la région précordiale. Ce bruit musical se propage sur la ligne médiane du sternum et dans les vaisseaux du cou. De plus, souffle au premier temps et à la pointe, beaucoup plus doux que le précédent. Par moments on entend à la pointe, outre le souffle, un vrai bruit de galop. Le pouls est fort, dépressible, intermittent. Dans l'artère fémorale on entend le double souffle intermittent de Durosiez.

Les urines sont rouges, foncées, peu abondantes et contiennent de l'albumine.

Le 18 mars, le malade est pris d'un accès de bronchite généralisée ; cyanose, dyspnée poussée jusqu'à l'orthopnée. On prescrit 4 grammes de scammonée en émulsion et des ventouses scarifiées.

Le 20. Nuit mauvaise, le malade a été très oppressé ; il a déliré au point de se mettre la tête au pied du lit ; il porte au nez une éruption herpétique considérable, signe de la fièvre qu'il a eue pendant la nuit et qui a dû causer le délire.

Le 26. La bronchite affectant la forme de broncho-pneumonie est localisée à droite ; le côté gauche est plus libre, pas de fièvre ; pas d'appétit ; pas de sommeil. L'état du cœur est à peu près toujours le même. On ordonne une pilule de datura stramonium pour le soir.

Le 2 avril. La nuit a été mauvaise ; dyspnée intense ; râles de bronchite avec recrudescence à droite ; crachats sanguinolents, même état du cœur. Les urines sont sanguinolentes, albumineuses ; un litre et demi dans les vingt-quatre heures ; pas de douleurs de reins. Prescription : Ventouses sèches, digitale, datura.

Le 7. Les journées et les nuits du 5 au 7 sont assez bonnes, la dyspnée a beaucoup diminué, mais ce matin le malade se plaint d'une hémicrânie intense du côté droit et de quelques douleurs dans les jambes. L'œdème tend à disparaître lentement. La bronchite a à peu près disparu complètement.

Le 16. L'œdème des parties a diminué encore, mais le malade

se plaint toujours de la céphalgie intense qui l'empêche de dormir. Il éprouve toujours les douleurs sourdes dans les cuisses et les jambes. Oppression.

Le 19. Les jambes sont enflées de nouveau, la peau est tendue, luisante, recouverte de petites écailles. Le malade est très-oppressé. Il y a un œdème pulmonaire considérable. Du côté droit, l'auscultation et la percussion révèlent de l'hydrothorax dans les deux tiers inférieurs. Le malade est très-fatigué, ennuyé, et pour ainsi dire désespéré. Pas d'appétit, pas de sommeil. Il est obligé de passer les nuits entières assis sur son lit. De plus, il se plaint d'une douleur continuelle, qui s'étend transversalement, depuis l'appendice xiphoïde, jusqu'au niveau de l'ombilic, espèce de douleur en ceinture qui s'irradie dans les deux hypochondres.

On prescrit 30 ventouses sèches sur le trajet de la douleur. Comme médicaments, ce malade ne prend qu'une potion éthérée. Il y a quatre jours, on a supprimé la digitale.

Les urines sont à peu près normales en quantité, mais elles contiennent beaucoup d'albumine et de globules sanguins mêlés avec des urates.

Le malade est pris dans la matinée d'une crise terrible et subite. Il cherche dans le vide avec les mains des objets qu'il ne rencontre pas et cela sans proférer aucune parole. Il a la face cyanosée. Dans la soirée, il avait la face excessivement bouffie et tout le corps cyanosé, en même temps qu'œdématié. Tout ceci est venu dans l'espace de vingt-quatre heures, au bout desquelles il est mort.

L'autopsie est faite. *Dans le cerveau*, au premier aspect, on s'aperçoit d'une suffusion sanguine très-considérable, surtout au niveau des lobes antérieurs et moyens du côté droit. Si l'on dissèque la pie-mère et qu'on la détache du cerveau, on voit que l'épanchement sanguin s'est fait surtout dans cette membrane, dont les vaisseaux sont gorgés de sang en caillots noirs.

La substance périphérique paraît intacte ou du moins peu altérée.

Au niveau de la protubérance et du bulbe, on voit un énorme caillot qui se prolonge en avant jusqu'au niveau du chiasma, et voile pour ainsi dire complètement ces parties, pour se continuer dans la scissure de Sylvius, et pénétrer dans le ventricule latéral droit, où l'on trouve un énorme caillot noir remplissant complètement cette cavité, où la substance cérébrale est entièrement ramollie et en partie détruite. Le ventricule latéral gauche ne contient que de la sérosité un peu sanguinolente. Si l'on pénètre dans les troisième et quatrième ventricules, on les trouve également pleins de caillots qui se sont moulés sur leurs cavités, dont ils conservent la forme. Ils sont reliés les uns aux autres et avec ceux du ventricule latéral droit, de la scissure de Sylvius, de la protubérance et du bulbe.

Malgré des recherches minutieuses, il ne nous a pas été possible de voir la lésion artérielle initiale qui a pu donner lieu à une hémorrhagie formidable.

Cœur.— Nous trouvons tout d'abord des traces de péricardite en haut et en arrière, le péricarde est adhérent au cœur. Le cœur est volumineux «*cor bovinum*» et chargé d'une épaisse couche de tissu adipeux ; il est hypertrophié non-seulement aux dépens de ses cavités, mais aussi aux dépens de son tissu musculaire qui a au moins triplé de volume.

Cœur droit. Oreillette et ventricule dilatés par des caillots noirs, assez volumineux, valvules sygmoïdes et tricuspide légèrement insuffisantes mais sans altération de leurs tissus.

Cœur gauche. — Beaucoup plus dilaté que le droit, surtout pour le ventricule; valvules sygmoïdes et mitrales insuffisantes. De plus les sygmoïdes sont ulcérées, déchiquetées, présentent des noyaux crétacés, et forment un magma. En un mot elles sont en partie détruites. La mitrale est également altérée, mais beaucoup moins que les précédentes; elle a à peu près son volume ordinaire, comme étendue, mais elle est épaisse, dure, crétacée, surtout à son bord adhérent; elle n'est pas ulcérée, mais l'orifice est dilaté et rend la valvule insuffisante. Les lésions, en un mot, paraissent consécutives aux altérations des valvules sygmoïdes.

Obs XIII. — *Emphysème. — Hypertrophie. — Dilatation de l'oreillette et du ventricule droits. — Insuffisance tricuspide. — Hébétude, stupeur.* (Thèse de Paris, 1874. L. Amat. Insuffisance tricuspide.)

Le 11 février 1873, la nommée Gay (Marie), ménagère, entre à l'hôpital de la Charité, salle Sainte-Anne, lit n° 17.

Cette femme, âgée de 48 ans, tousse depuis longtemps. Il n'y a que trois ans qu'elle a vu ses membres inférieurs gonflés pour la première fois. Depuis quelques semaines l'hydropisie a récidivé, la gêne respiratoire est devenue plus considérable. Ce qui frappe dans son état actuel, c'est la boufflssure énorme du visage, la cyanose très-prononcée de la face, du nez et des extrémités. Les membres inférieurs sont infiltrés. Les veines jugulaires distendues et gonflées n'offrent pas de battements bien manifestes. La malade a de l'orthopnée, son intelligence est parfaite, ses réponses lucides, elle plaisante même sur son état. Le pouls est régulier et petit. Le tracé sphygmographique n'offre rien d'anormal : ascension très-légèrement oblique, sommet émoussé, pas de plateau, descente avec dicrotisme normal. La ligne d'ensemble des pulsations offre des ondulations correspondant aux efforts respiratoires. L'auscultation du cœur donne un souffle systolique très-net ; il acquiert son maximum d'intensité à la base de l'appendice xyphoïde. Il est de moins en moins net à mesure qu'on s'éloigne de ce point vers le mamelon gauche.

Le lendemain matin, 12 février, rien ne paraît changé dans cet état.

Dans la journée du 13, la malade tombe dans l'hébétude, ses réponses sont lentes ou nulles. La cyanose et la bouffisure de la face ont augmenté. Une petite saignée de 50 gr. reste sans résultat.

Le 14. Le souffle tricuspidien garde le même caractère. La malade est dans une stupeur profonde, elle ne prend plus d'aliments depuis deux jours, ses sens deviennent plus obtus, son intelligence s'alourdit. Une saignée de 100 gr. pratiquée sur la jugulaire externe la ranime pour un moment, elle recouvre connaissance et prend intérêt à ce que l'on fait autour d'elle. La saignée de la jugulaire a porté sur un point où cette veine communique par anastomose avec la jugulaire profonde. L'ouverture de cette anastomose a contribué à dégorger plus directement le système veineux céphalique et à produire cette amélioration momentanée. Le lendemain il ne reste plus rien de cet heureux résultat ; on pratique une seconde saignée jugulaire. Quelques moments après, la malade tombe dans un coma complet ; son oppression est extrême, sa peau reste chaude, l'intelligence s'éteint et la mort arrive.

Autopsie. — Cerveau. — Les méninges sont rouges et congestionnées. Le cerveau est dur, consistant, la substance grise est infiltrée de sang ; la substance blanche offre un piqueté rouge très-apparent. Après leur section, l'orifice des vaisseaux regorge de gouttelettes sanguines qui ne tardent pas à se réunir en nappe.

Cœur. — Il est hypertrophié dans sa totalité. L'oreillette droite est dilatée. L'orifice tricuspide laisse passer facilement quatre doigts jusqu'au-dessus de la première phalange. Les muscles papillaires sont hypertrophiés ; les trois valves sont épaisses, un peu jaunâtres et opaques à leurs bords libres. La circonférence de l'anneau tricuspidien mesure 0 m. 15 ; l'orifice pulmonaire de dimension normale offre quelques taches athéromateuses. Les parois du ventricule droit sont plus dures, plus résistantes que celles du ventricule gauche ; l'orifice mitral est suffisant. La valvule aortique est normale ; on observe quelques taches athéromateuses à la naissance de l'aorte. L'oreillette gauche lisse, amincie, ne paraît pas dilatée. La circonférence de l'anneau mitral a 0 m. 11 centim.

Les poumons sont emphysémateux avec adhérences pleurales et infiltrations sanguines.

Obs. XIV. — *Lésion organique du cœur. — Troubles intellectuels.* (Extrait du Mémoire de Saucerotte in Annales médico-psychologiques, 1844.)

M..., officier retraité, âgé de 58 ans, d'une constitution robuste, mais fatigué prématurément par la guerre, succomba en janvier 1844 à une hydropisie générale, succédant à une lésion organique du cœur qui s'était revélée depuis longues années par les signes propres à l'hypertrophie avec dilatation des ventricules. Cette maladie offrit à plusieurs reprises des exacerbations assez violentes, qui s'accompagnèrent deux ou trois ans avant sa mort d'un dérangement singulier des facultés mentales, lequel ne se manifestait jamais qu'avec le redoublement des palpitations, de l'oppression, etc., et se dissipait avec eux à l'aide des moyens communément employés contre les affections du cœur (saignées locales, digitale, nitre, etc.). M... était très-religieux. Des révélations intimes lui avaient appris, dit-il, des choses importantes pour le bonheur de la France. Il s'occupait alors à rédiger, sous forme de Mémoires, des pétitions aux princes, aux ministres, etc., des réflexions incohérentes, des pensées sans suite, sur les affaires publiques, sur la prospérité de l'État, sur les destinées du peuple

Juif, avec mille extravagances sur le Nouveau-Testament, sur la mission divine dont il était chargé, etc. Un jour il eut une vision. Une voix d'en haut lui enjoignait de déposer entre les mains d'un prince de la famille royale, alors en séjour à Lunéville, une huile sainte qui devait assurer le bonheur de la dynastie et celui de la France. Vivement préoccupé de cette idée, M... se rend chez un pharmacien, y fait emplette d'une petite fiole d'huile d'amandes douces, attend le prince sur son passage, et lui remet entre les mains sa précieuse liqueur sur laquelle reposent, dit-il à son altesse royale, les espérances de la patrie. Tout cela se passait à l'insu de sa famille, dans laquelle M... craignait de trouver de l'opposition à ses vues. Ce n'est que plus tard que tout fut découvert, car sur tout autre chapitre il parlait en homme très-sensé, et n'aurait laissé soupçonner à personne le trouble partiel de son intelligence. Or, il est à remarquer que ce trouble coïncidait constamment avec des exacerbations dans la maladie du cœur, et qu'en se rendant maître de ces accidents, on rendait à l'intelligence sa lucidité ordinaire; M... reprenait son calme, cessait d'être poursuivi par ses hallucinations. Dans les derniers temps de son existence il fut constamment préoccupé et agité par les mêmes idées, chaque fois qu'il était plus mal. Il avait fini par me mettre dans sa confidence, et je ne pus obtenir de lui le silence sur ce chapitre, à l'endroit duquel il était intarissable, qu'en lui promettant que je me chargerais de sa mission lorsqu'il irait mieux.

INDEX BIBLIOGRAPHIQUE

CORVISART — Essai sur les maladies du cœur, 1811.

MARSHALL-HALL. — Medical Essays, 1812.

ROCHOUX. — Traité d'apoplexie, 1814.

NASSE. — Arch. fur medicin Erfah. und Zeitsch., 1818.

ROSTAN. — Dictionn. des sciences, t. XII.

ANDRAL. — Clin. méd, 1829. Traité de path. interne, 1836.

ABERCROMBIE. — Des malad. de l'encéph. Trad. par Gendrin, 1835.

GUISLAIN. — Des phrénopathies. — Traité de l'aliénation mentale, 1826.

FORGET. — Gaz. médic., 1838.

ESQUIROL. — Des maladies mentales, 1838.

MOREL. — Traité des maladies mentales, 1840.

BOUILLAUD. — Maladies du cœur, 1841.

GINTRAC. — Traité de path. int. (anémie cérébrale), VIe vol.

SAUCEROTTE. — De l'influence des maladies du cœur sur les facultés intellectuelles et morales de l'homme, in Annales médico-psychologiques, 1844.

STOKES. — Traité des maladies du cœur, 1844, trad. Senac.

LITTRÉ. — Art. Cœur. Dictionn. en 30 vol.

THORE. — Recherches statistiques sur l'aliénation mentale. — Études sur les maladies incidentes des aliénés, 1844-1847, in Annales médico psychologiques.

BURROWS. — On disorders of the cerebral circulation and on its connexion between affections of the brain and diseases of the heart. London, 1846.

H. BONET. — Consid. étiol. sur les altérations mentales, 1850.

LIEBREICH. — Atlas d'ophthalmoscopie. 1856.

DURAND-FARDEL. — Traité clinique et pratique des mal. ment., 1857.

BROWN-SÉQUARD. — Arch. de physiologie, 1868 et 1869. — Recherches expériment. sur les propriétés du sang rouge et du sang noir, in Gaz. médic., 1857.

KUSMAUL et TENNER. — Journal de physiologie de Brown-Séquard, 1858, t. I.

GRIESINGER. — Traité des maladies mentales.

EHRMANN (de Strasbourg). — Thèse 1858.

MAURIAC. — De la mort subite, thèse de Paris, 1860.

LANCEREAUX. — Thèse de Paris, 1862.

GRISOLLES. — Path. int.

DOLBEAU. — Leçons de clinique chirurgicale.

MARCÉ. — Traité de l'aliénation mentale, 1862.

VALLIN. — De la nature du rapport qui existe entre les affections du cœur et celles de l'encéphale, in Gaz. hebd. de médecine et de chir., 1865.

O. WEBER. — Handbuch der allgmeinen und speciellen chirurgie redigert. V. Dr Pitha und Dr Billroth. Erlangen, 1865.

RACLE. — Traité du diagnostic médical.

CALMEIL. — Art. Aliénés, Dictionn. en 30 vol.

TROLARD. — Thèse de Paris, 1868. – Recherches sur le système veineux de l'encéphale et du crâne.

BACHELET. — Thèse de Paris, 1868.

COURTOIS. — Thèse de Paris, 1868.

PREVOT et COTARD. — Arch. de physiol., 1869.

GIMBERT. — Mémoire sur la structure et la texture des artères.

PIORRY. — Influence de la pesanteur sur le cours du sang.

BUCQUOY. — Leçons cliniques sur les malad. du cœur.

RAYNAUD. — Art. Cœur. Pathologie in Dictionn. de médecine et de chirurgie prat. Jaccoud.

JACCOUD. — Pathol. int.

LARRIEU. — Thèse de Paris, 1871.

FOLLIN. — Maladie des yeux, in Traité de path. externe.

DURET. — Arch. de physiologie, 1873, 1874, et Progrès médical, n° 22, 8 novembre 1873.

LONGET. — Traité de physiologie. Circul.

W. BURMANN. — De la relation entre les maladies du cœur et la folie, in report of the West Riding Lunatic Asylum, 1873.

FABRE. — Accidents nerveux de l'insuffisance aortique, 1872. — De l'anémie par affection cardiaque, 1876. — Des phénom. spinaux dans les aff. card., déc. 1876.

PARROT. — Pathol. génér., art. Cœur, Dictionn. des sciences médicales. Dechambre.

Pietrini. — Thèse de Paris, 1874.

Potain. — Art. Cerveau (anémie et hypérémie), in Dictionn. des sciences médicales. Dechambre.

Gœttingue. — De apoplexia in inanitione, § III, 1873.

L. de Wecker et de Jaeger. — Traité des mal. du fond de l'œil, 1870.

Gubler. — Journal de thérap., 1875

H. Huchard — De la médication opiacée dans l'anémie cérébrale due aux affections du cœur, 1876.

Tourtelot. — Thèse de Paris, 1875.

Galezowski. — Traité iconogr. d'ophthalm., 1876.

Warlomont et Diewez — Art. Rétine, Dictionn. des sciences médic.

H. Leger. — Thèse de Paris, 1877. De l'aortite aiguë.

Robin. — Histologie, 1874.

Aug. Voisin. — Leçons cliniques sur les maladies mentales, 1876.

Dagonet. — Traité des maladies mentales, 1876.

Potain et Rendu. — Art. Cœur, in Dictionn. des sciences médicales. — Path. spéciale. Dechambre.

L. Hirtz. — Thèse de Paris, 1877.

Brouardel. — Art. Cerveau (hémorragies), in Dictionn. des sciences médic. Dechambre.

Charcot. - Localisations cérébrales, 1876. — Leçons sur les maladies des vieillards, 1867.

Dufour. — Notes sur les altérations du cœur, du foie, des veines, etc., chez les aliénés, in Annales méd. psych., 1876.

Salathé. — Thèse de Paris 1877. — Mouvements du cerveau et mécanisme de la circulation des centres nerveux.

Peter. — Leçons de clinique médicale, 1875.

Sappey. — Anatomie descriptive.

A. Parent, imprimeur de la Faculté de Médecine, rue M.-le-Prince, 31.

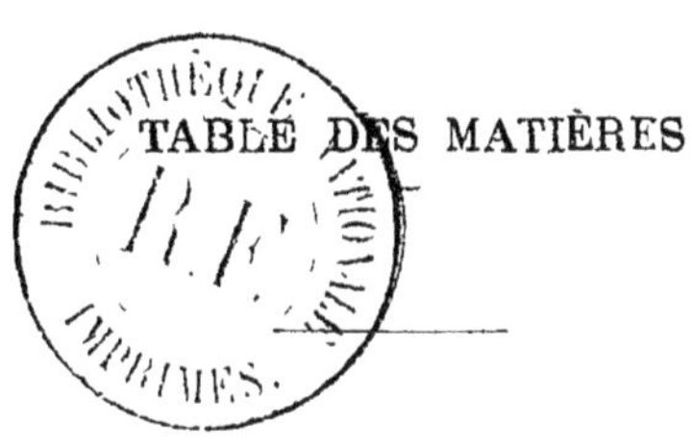

TABLE DES MATIÈRES

A. Parent, imprimeur de la Faculté de Médecine, rue Mr-le-Prince, 31

NOUVELLES PUBLICATIONS DE LA LIBRAIRIE V. ADRIEN DELAHAYE ET Cie

Des diarrhées chroniques, et de leur traitement par les Eaux de Plombières, par le docteur BOTTENTUIT, ancien interne des hôpitaux de Paris, rédacteur en chef de la *France Médicale*, médecin consultant aux eaux de Plombières, etc. In-8. 2 fr.

Guide médical aux Eaux de Plombières, par les docteurs BOTTENTUIT et HUIN, avec 18 gravures et un plan des environs. Edition Diamant, reliée. 3 fr.

Traité pratique des maladies des reins, par S. ROSENSTEIN, professeur de clinique médicale à Groeningue. Traduit de l'allemand par les docteurs BOTTENTUIT et LABADIE-LAGRAVE, 1 vol. in-8 .... 10 fr. »

Cartonné .... 11 fr. »

Le diabète sucré et son traitement diététique, par A. CANTANI, professeur et directeur de clinique médicale à l'Université royale de Naples. Ouvrage traduit et annoté par le Dr H. CHARVET. 1 vol. in-8, avec 3 planches. Broché .... 8 fr. »

Maladies chirurgicales du pénis, par J.-N. DEMARQUAY, chirurgien de la Maison municipale de santé, membre de l'Académie de médecine. Ouvrage publié par les docteurs G. VOELKER et J. CYR. 1 vol. in-8, avec figures dans le texte et 4 planches en chromolithographie. Broché .... 11 fr. »

Cartonné .... 12 fr. »

Leçons de clinique médicale, faites à l'hôpital de la Charité, par le professeur JACCOUD. 1 fort vol. in-8 de 878 pages, avec 29 figures et 11 planches en chromolithographie, 3e édition, avec un joli cartonnage en toile .... 16 fr.

Leçons de clinique médicale, faites à l'hôpital Lariboisière par le professeur JACCOUD 2e édit. 1 vol. in-8 accompagné de 10 planches en chromolith. Cartonné. 16 fr.

Traité d'anatomie descriptive, avec figures intercalées dans le texte, par PH.-C. SAPPEY, professeur d'anatomie à la Faculté de médecine de Paris, etc. 3e édition entièrement refondue, 4 vol. in-8. 1876-1877 .... 60 fr.

Cartonné .... 65 fr.

Quelques exemplaires sur papier vélin .... 80 fr.

Leçons de clinique obstétricale, professées à l'hôpital des Cliniques, par le Dr DEPAUL, professeur de clinique d'accouchements à la Faculté de médecine de Paris, membre de l'Académie de médecine, rédigées par M. le Dr DE SOYRE, chef de clinique, revues par le professeur. 1 vol. in-8, avec figures intercalées dans le texte .... 16 fr. »

Clinique médicale, par le Dr GUENEAU DE MUSSY, médecin de l'Hôtel-Dieu, membre de l'Académie de médecine, etc. 2 vol. in-8 .... 24 fr. »

Traité pratique des maladies du larynx, précédé d'un Traité complet de laryngoscopie, par le Dr CH. FAUVEL, ancien interne des hôpitaux de Paris. 1 vol. in-8, avec 144 figures dans le texte et 20 planches, dont 7 en chromolithographie. Broché .... 20 fr. »

Cartonné .... 21 fr. »

L'ancienne Faculté de médecine de Paris, par M. CORLIEU. 1 vol. petit in-8, de 281 pages. 1877 .... 5 fr. »

Les causes de la gravelle et de la pierre étudiées à Contrexéville pendant neuf années de pratique médicale, par DEBOUT. 1 vol. in-8 de 138 pages avec 32 figures dans le texte. 1876 .... 3 fr. »

Essai sur les variations de l'urée et de l'acide urique dans les maladies du foie, par GENEVOIX. In-8 de 107 pages. 1876 .... 2 fr. 50

Traité d'anatomie pathologique, par M. LANCEREAUX, professeur agrégé à la Faculté de médecine de Paris, médecin des hôpitaux, etc. Tome 1er. Anatomie pathologique générale. 1 fort vol. in-8 de 838 pages avec 267 figures intercalées dans le texte. 1877. 20 fr. Cartonné .... 21 fr. »

Leçons sur les affections de l'appareil lacrymal comprenant la glande lacrymale et les voies d'excrétion des larmes, par MM. PANAS et CHAMOIN. 1 vol. in-8 avec figures dans le texte. 1877 .... 5 fr. »

Leçons cliniques sur les maladies du cœur, professées à l'Hôtel-Dieu de Paris, par M. BUCQUOY. *Troisième édition*, 1 vol. in-8 de 170 pages, avec figures dans le texte, cartonné en toile. 1873 .... 4 fr. »

Leçons cliniques sur la syphilis étudiée plus particulièrement chez la femme, par M. Alfred FOURNIER, professeur agrégé, médecin de l'hôpital de Lourcine. 1 fort vol. in-8 avec tracés sphygmographiques. 1873. Br. 15 fr. Cart. .... 16 fr. »

Fracastor : la Syphilis, 1530 ; le Mal français, 1546, par M. Alfred FOURNIER ; traduction et commentaire. 1 vol. in-12 de 210 pages. 1870 ... 2 fr. 50

A. PARENT, imprimeur de la Faculté de Médecine, rue Mr le Prince, 31.

www.ingramcontent.com/pod-product-compliance
Ingram Content Group UK Ltd.
Pitfield, Milton Keynes, MK11 3LW, UK
UKHW020353230726
13925UKWH00003B/1095

9 782014 021066